Middeke/Pospisil/Völker

Bluthochdruck senken ohne Medikamente

Dr. med. Martin Middeke
Edita Pospisil
Dr. med. Klaus Völker

Bluthochdruck senken ohne Medikamente

Risikofaktoren und Ursachen für Bluthochdruck / Erlaubte und empfohlene körperliche Aktivitäten / Rezepte für kochsalzarme, kaliumreiche Ernährung / Streßabbau und Entspannung

TRIAS THIEME HIPPOKRATES ENKE

Anschriften der Autoren:

Priv.-Doz. Dr. med. Martin Middeke
Oberarzt an der Medizinischen Poliklinik der Ludwig-Maximilians-Universität München
Pettenkoferstraße 8 a
D-8000 München 2

Edita Pospisil
Berlepschstraße 10
D-8000 München 70

Dr. med. Klaus Völker
Institut für Kreislaufforschung und Sportmedizin
der Deutschen Sporthochschule Köln
Carl-Diehm-Weg 6
D-5000 Köln 41

Umschlaggestaltung und Konzeption der Typographie:
B. und H. P. Willberg, Eppstein/Ts.
Umschlagzeichnung:
Friedrich Hartmann, Stuttgart

CIP-Titelaufnahme
der Deutschen Bibliothek

Middeke, Martin:
Bluthochdruck senken ohne Medikamente : Risikofaktoren u. Ursachen für Bluthochdruck, erlaubte u. empfohlene körperl. Aktivitäten, Rezepte für kochsalzarme, kaliumreiche Ernährung, Streßabbau und Entspannung / Martin Middeke ; Edita Pospisil ; Klaus Völker. – Stuttgart : TRIAS – Thieme Hippokrates Enke, 1989
NE: Pospisil, Edita:; Völker, Klaus:

Printed in Germany
Satz und Druck: Druckhaus Dörr,
Inhaber Adam Götz,
D-7140 Ludwigsburg
(Linotype System 5 [202])

ISBN 3-89373-062-1 1 2 3 4 5 6

Wichtiger Hinweis: Medizin als Wissenschaft ist ständig im Fluß. Forschung und klinische Erfahrung erweitern unsere Kenntnisse, insbesondere was Behandlung und medikamentöse Therapie anbelangt. Soweit in diesem Werk eine Dosierung oder eine Applikation erwähnt wird, darf der Leser zwar darauf vertrauen, daß Autoren, Herausgeber und Verlag größte Mühe darauf verwandt haben, daß diese Angabe genau dem **Wissensstand bei Fertigstellung des Werkes** entspricht. Dennoch ist jeder Benutzer aufgefordert, die Beipackzettel der verwendeten Präparate zu prüfen, um in eigener Verantwortung festzustellen, ob die dort gegebene Empfehlung für Dosierungen oder die Beachtung von Kontraindikationen gegenüber der Angabe in diesem Buch abweicht. Das gilt besonders bei selten verwendeten oder neu auf den Markt gebrachten Präparaten und bei denjenigen, die vom Bundesgesundheitsamt (BGA) in ihrer Anwendbarkeit eingeschränkt worden sind. Benutzer außerhalb der Bundesrepublik Deutschland müssen sich nach den Vorschriften der für sie zuständigen Behörde richten.

Zu diesem Buch

Die Kenntnis über die Ursachen und Zusammenhänge der Hochdruckkrankheit sind Voraussetzung dafür, die Therapie der Hypertonie nicht nur passiv über sich ergehen zu lassen, sondern aktiv mitzugestalten und an den persönlichen Gegebenheiten auszurichten. Eine Senkung erhöhter Blutdruckwerte ohne Einnahme von Medikamenten ist auf vielfältige Weise möglich. Daher haben die nichtmedikamentösen Maßnahmen einen gesicherten Platz in der Behandlung des hohen Blutdrucks. Eine sofortige medikamentöse Behandlung ist nur bei der Minderheit der Hypertoniker erforderlich. Das bedeutet, daß in vielen Fällen zu Beginn der Behandlung die nichtmedikamentöse Therapie steht. Diese muß der Patient jedoch selbst durchführen. Das Buch hat die Aufgabe, praktische Hilfe zu geben bei der täglichen Verwirklichung der Bluthochdruck-Therapie ohne und mit Medikamenten. Aus der Vielzahl der aufgezeigten Möglichkeiten sollte sich der Leser die für ihn geeigneten und wichtigen Maßnahmen raussuchen – sei es die Gewichtabnahme, Einschränkung der Kochsalzzufuhr, Beschränkung übermäßigen Alkoholkonsums, Sport und körperliche Aktivierung, oder eines der entspannenden Verfahren. Wird zusätzlich der Blutdruck durch Selbstmessung kontrolliert, so sind die besten Voraussetzungen für eine erfolgreiche und dauerhafte Blutdrucksenkung gegeben.

Kann der Blutdruck durch die nichtmedikamentösen Maßnahmen nicht ausreichend gesenkt werden, ist auf Dauer eine medikamentöse Therapie erforderlich. Aber auch dann sollte die nichtmedikamentöse Therapie stets die Medikamenteneinnahme begleiten, um die erforderliche Dosis möglichst gering zu halten und damit eventuelle Nebenwirkungen zu verringern.

Risikofaktor Bluthochdruck

Hoher Blutdruck *(Hypertonie)* ist die häufigste Krankheit in den westlichen Ländern und der bedeutendste Risikofaktor für den Schlaganfall. Als Risikofaktor für Herz-Kreislauferkrankungen bezeichnet man Störungen (Hypertonie, Fett- und Zuckerstoffwechselstörungen) bzw. Verhaltensweisen (Rauchen), die allein, und noch stärker in ihrer Kombination zu vorzeitiger Gefäßverkalkung *(Arteriosklerose)*, Herzinfarkt, Durchblutungsstörungen mit Folgeschäden an verschiedenen Organen (z. B. Augen und Nieren) führen. Als bedeutendste Risikofaktoren für den Herzinfarkt gelten inhalierendes Rauchen, ein erhöhter Cholesteringehalt im Blut, und hoher Blutdruck. Das Risiko für die genannten Erkrankungen steigt sprunghaft an, wenn mehrere Risikofaktoren gleichzeitig zusammentreffen. Hoher Blutdruck verkürzt unbehandelt das Leben erheblich: wenn z. B. ein 35jähriger Mann mit einem dauerhaften Blutdruck von 150/100 mmHg (s. S. 29) unbehandelt bleibt, so nimmt seine Lebenserwartung von durchschnittlich 76,5 Jahren um 16,5 auf 60 Jahre ab.

Durch eine Blutdrucksenkung kann die Lebenserwartung wieder ansteigen bzw. normalisiert werden und die Folgeschäden an den Organen können vermindert werden. Ziel jeder Hypertoniebehandlung ist daher die **Normalisierung** des Blutdrucks ob mit oder ohne Medikamente. Anzustreben ist ein diastolischer Blutdruck unter 90 mmHg. Das Therapieziel ist aufgrund zahlreicher klinischer Studien primär nach dem diastolischen Blutdruck (s. S. 10) ausgerichtet.

Weitere Risikofaktoren

Die Herz-Kreislauferkrankungen stehen als Ursache in über 50% aller Todesfälle immer noch weit an der Spitze der Sterblichkeitsstatistik. Neben der Hypertonie gibt es eine Reihe weiterer Risikofaktoren für die Herz-Kreislauferkrankungen, z. B. sind Männer insgesamt mehr gefährdet als Frauen; neben dem Geschlecht hat auch die »Familiengeschichte« eine Bedeutung: in manchen Familien kommen Herzinfarkt und Schlaganfall gehäuft vor.

Tab. **1** **Risikofaktoren für Herz- Kreislauferkrankungen**

Risikofaktor	**Erkrankung**	Bemerkungen
Geschlecht	Herz-Kreislauf	Männer sind gefährdeter als Frauen
Familie	Herz-Kreislauf	Erkrankungen der Eltern? (z. B. Herzinfarkt, Schlaganfall, Hypertonie, Diabetes)
Hypertonie	Schlaganfall Herzinfarkt Augen-, Nierenerkrankungen	Frauen haben bis zu den Wechseljahren seltener, danach häufiger Hypertonie
Rauchen	Herzinfarkt Schlaganfall, Arteriosklerose (z. B. Raucherbein)	Rauchen ist besonders gefährlich, wenn gleichzeitig andere Risikofaktoren bestehen
Fettstoffwechselstörungen (besonders erhöhtes Cholesterin)	Herzinfarkt Schlaganfall Arteriosklerose	Meistens durch Übergewicht und falsche Ernährung verursacht, aber auch gelegentlich erblich bedingt
Blutzuckerkrankheit (Diabetes)	Herzinfarkt Augen-, Nierenerkrankungen (3.häufigste Ursache für Erblindung), Arteriosklerose	Meistens durch Übergewicht und falsche Ernährung bedingt (Typ II), aber auch erblicher Faktor
Ovulationshemmer »Antibabypille«	Gefäßverschlüsse (Embolien, Thrombosen)	Frauen ab 30 Jahren, insbesondere Raucherinnen sind gefährdet; die »Pille« kann zur Hypertonie führen

Hoher Blutdruck ist häufig!

In den westlichen Ländern (z.B. USA oder BRD) haben ca. 15–20% der erwachsenen Bevölkerung einen erhöhten Blutdruck. Die Mehrzahl (85%) der Hypertoniker hat eine milde Hypertonie (s. S. 10). Männer haben weitaus häufiger eine Hypertonie als Frauen. Dies gilt allerdings bei den Frauen nur bis zum Erreichen der Wechseljahre *(Klimakterium)*. Nach dem Klimakterium ist hoher Blutdruck bei Frauen dagegen häufiger als bei Männern. Wahrscheinlich bilden die weiblichen

Geschlechtshormone einen gewissen Schutz vor Hypertonie und Herz-Kreislauferkrankungen.

Viele Menschen wissen jedoch gar nicht, daß sie einen erhöhten Blutdruck haben: in der Bundesrepublik Deutschland beträgt die Dunkelziffer immerhin ca. 20%. Darüberhinaus wird nur ein Teil der Patienten mit bekanntem Bluthochdruck so behandelt, daß eine Normalisierung des Blutdrucks erreicht wird. Diese Situation zu verbessern ist das Hauptziel der Deutschen Liga zur Bekämpfung des hohen Blutdruckes e. V. (siehe Anhang).

Was ist hoher Blutdruck?

Wenn der Blutdruck dauerhaft über die Normalwerte (140/90 mmHg) erhöht ist, sprechen wir von Hypertonie. Die Weltgesundheitsbehörde (WHO) hat folgende Grenzen definiert:

Bis 140/90 mmHg: **normaler Blutdruck**
140/90 bis 160/95: **Grenzwerthypertonie**
Werte über 160/95: **Manifeste Hypertonie**

Meistens normale, gelegentlich erhöhte Blutdruckwerte:
labile Hypertonie.

Man unterscheidet bei der manifesten Hypertonie in Abhängigkeit von der Höhe des 2. Wertes *(diastolischer Wert),* verschiedene Schweregrade:

90 bis 104 mmHg diastolisch: **milde Hypertonie**
105 bis 114 mmHg diastolisch: **mittelschwere Hypertonie**
über 114 mmHg diastolisch: **schwere Hypertonie**

Die Unterscheidung in verschiedene Hypertonieschweregrade hat für die erforderlichen diagnostischen Untersuchungen und die einzuschlagende Therapie entscheidende Bedeutung. In der Regel gilt:

- *Je höher der Blutdruck, um so größer ist das Risiko, um so dringlicher und erfolgreicher ist die Therapie!*
- *Bei der milden Hypertonie kann die nicht medikamentöse Therapie den Blutdruck in vielen Fällen normalisieren!*

Unter einer **malignen** *(bösartigen)* **Hypertonie** versteht man eine sehr schwere Verlaufsform des Bluthochdruckes, bei der es rasch zu Sehstörungen und einer Verschlechterung der Nierenfunktion, und gelegentlich auch der Hirnfunktion, kommt.

Blutdruckregulation

Die Höhe des Blutdruckes folgt im Rhythmus von 24 Stunden einem ganz charakteristischen Profil (siehe Abbildung 1): kurz vor dem Aufwachen steigt der Blutdruck bereits an und geht im Verlauf des Morgens weiter hoch; kurz nach Mittag fällt der Blutdruck für ca. 1 Stunde ab, um dann kontinuierlich bis zum Abend wieder anzusteigen. Nachts fällt der Blutdruck im Vergleich zum Tage deutlich ab und erreicht zwischen 1 und 3 Uhr die niedrigsten Werte. Bei Hypertonikern besteht in der Regel das gleiche Blutdruckprofil wie bei Menschen mit normalem Blutdruck, jedoch insgesamt mit höheren Werten.

Der Blutdruck schwankt in Abhängigkeit von körperlichen Tätigkeiten, aber auch von psychischen Belastungen und von Ruhephasen erheblich: dies ist nornal.

Die Blutdruckveränderungen finden sehr schnell statt und sind Voraussetzung dafür, daß wir die Anforderungen des täglichen Lebens überhaupt bewältigen können.

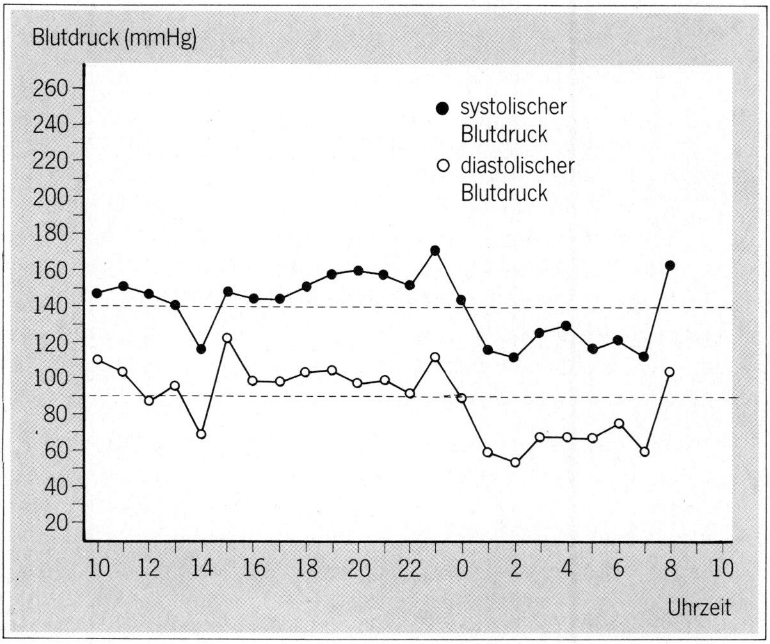

Tageszeit

Abb. 1 24-Stunden-Blutdruck-Profil

Ursachen des Bluthochdruckes

Der Blutdruck wird duch eine Vielzahl von Hormonen im Zusammenspiel mit dem vegetativen Nervensystem reguliert. Bei der Hypertonie besteht eine Störung im feinabgestimmten Regelkreis zwischen Hormon- und Nervensystem und dem Blutdruck. Für eine Störung dieses Regelkreises gibt es vielfältige Ursachen:

In ca. 95% der Fälle mit hohem Blutdruck liegt eine sogenannte *essentielle* oder *primäre Hypertonie* vor. Die eigentliche Ursache der essentiellen Hypertonie ist bisher nicht bekannt. Man geht aber davon aus, daß mehrere Faktoren zur Entstehung eines erhöhten Blutdrucks beitragen. In erster Linie sind dies Erbfaktoren und Umweltfaktoren, wie erhöhte Kochsalzzufuhr, Übergewicht und psychosoziale Streßfaktoren.

Sekundäre Hypertonieformen, deren Ursache organische Veränderungen sind, kommen nur in ca. 5% der Fälle vor. Sie sind jedoch im Kindesalter viel häufiger.

Die Diagnose einer essentiellen Hypertonie wird immer dann gestellt, wenn eine organische Ursache nicht gefunden werden kann.

Ist hoher Blutdruck erblich?

Hoher Blutdruck kommt in vielen Familien gehäuft vor. Oft haben ein oder sogar beide Elternteile hohen Blutdruck. Man nimmt heute an, daß bei ca. 50% der Hypertoniker eine familiäre Anlage besteht. Schon im Kindesalter besteht eine sehr feine Regulationsstörung, die sich noch nicht am erhöhten Blutdruck zeigen muß. Im Laufe der Jahre entwickelt sich die Störung langsam unter dem Einfluß anderer Faktoren (Übergewicht, zuviel Kochsalz, Streßfaktoren usw.) zu einer Erkrankung mit dauerhafter Hypertonie. Meistens geschieht die Ausprägung (Manifestation) der Hypertonie zwischen 35 und 55 Jahren.

Der Erbfaktor ist insofern sehr wichtig, als er ein Hinweis auf eine essentielle Hypertonieform bedeutet. Außerdem ist eine Blutdruckkontrolle der Kinder von hypertensiven Eltern sinnvoll, um die Entstehung der Hypertonie rechtzeitig erfassen zu können. Hier gibt es auch eine echte Chance zur Vorbeugung:

- *Kinder von hypertensiven Eltern sollten auf ihr Gewicht achten*
- *Kinder von hypertensiven Eltern sollten wenig Kochsalz essen*
- *Kinder von hypertensiven Eltern sollten ihren Blutdruck kontrollieren*

— *Übergewicht ist sehr häufig!*

Den größten Einfluß auf den Blutdruck hat wahrscheinlich das Körpergewicht. Ungefähr die Hälfte der Hypertoniker ist übergewichtig. Übergewicht ist wahrscheinlich der Faktor, der am häufigsten zum Bluthochdruck führt. Es hat sich auch gezeigt, daß Gewichtsabnahme zu Blutdrucksenkungen führt, wie sie vergleichsweise sonst nur schwer mit Medikamenten erreichbar sind: pro Kilogramm Gewichtsabnahme sinkt der Blutdruck durchschnittlich um 2 bis 3 mmHg systolisch und diastolisch, d. h. bei 10 kg Gewichtsreduktion kann es zu einer Blutdrucksenkung um 20 bis 30 mmHg kommen.

Normalgewicht:
Körpergröße in cm minus 100, z. B. beträgt das Normalgewicht bei 170 cm: 170 – 100 = 70 Kilogramm
Idealgewicht (Broca-Formel):
10% (bei Männern) bzw. 15% (bei Frauen) unter dem Normalgewicht
Übergewicht: ab 10% über Normalgewicht
Adipositas: ab 20% über Normalgewicht
Bei über 30% Übergewicht besteht ein deutlich erhöhtes Risiko für Herz-Kreislauferkrankungen (unabhängig vom Blutdruck).

Das Idealgewicht gilt heute nicht mehr als das unbedingt erstrebenswerte Ziel. Die Erreichung und das Halten des Normalgewichts sind vom allgemeingesundheitlichen Standpunkt aus gesehen genügend; es sei denn, daß andere Gesundheitsprobleme (z. B. Hüft-, Kniegelenksarthrosen usw.) eine weitere Gewichtsabnahme erstrebenswert machen.

— *Zuviel Salz ist schädlich!*

Schon zu Zeiten des gelben Kaisers der Mingh-Dynastie im alten China war bekannt, daß Salz die Gefäße hart macht. Zuviel Kochsalz (Natrium-Chlorid) kann über eine Zunahme der Blutmenge (Kochsalz bindet Wasser im Körper) und über eine gesteigerte Bereitschaft der Blutgefäße zur Verengung den Blutdruck steigern und ist häufig Ursache für die Entwicklung einer Hypertonie. Ob die blutdrucksteigernde Wirkung primär durch den Natriumanteil oder durch den Chloridanteil des Kochsalzes bedingt ist, ist derzeit heftig umstritten. Aus praktischen Erwägungen sollte man sich derzeit noch am Natriumgehalt der Lebensmittel und Getränke orientieren.

Ein Gramm (1000 mg) Kochsalz enthält 400 mg Natrium. Von Natur aus gibt es kein einziges Lebensmittel (außer einigen Mineralwässern), welches selbst in einer Menge von 100 Gramm so viel Natrium enthält wie 1 Gramm Kochsalz.

Wir alle essen täglich 3 bis 5mal soviel Salz wie unser Körper zur Aufrechterhaltung der lebenswichtigen Funktionen braucht. Normalerweise wird das überschüssige Salz mit dem Urin über die Nieren ausgeschieden. Salzempfindliche *(salzsensitive)* Menschen haben einen – wahrscheinlich angeborenen – Defekt in der Salzausscheidung, der über nervale und hormonelle Mechanismen zur Hypertonie führt. Die praktische Schlußfolgerung hieraus ist, daß Hypertoniker möglichst wenig Salz zuführen sollten. Dies gilt bereits für Kinder hypertensiver Eltern, um einen wesentlichen Faktor, der zur Ausprägung einer Hypertonie führt, vorbeugend auszuschalten. Es ist bis heute leider nicht möglich, mit einfachen Laboruntersuchungen salzempfindliche Menschen zu identifizieren. Solange dies nicht der Fall ist, gilt die Empfehlung der salzarmen Ernährung generell für alle Hypertoniker. Eine große internationale Untersuchung (INTERSALT), die in 32 Ländern an 10000 Menschen durchgeführt wurde, hat jetzt die Beziehung zwischen der Kochsalzaufnahme mit der Nahrung und der Höhe des Blutdrucks eindeutig belegt.

Wir alle haben uns im Laufe der Zeit an kochsalzreiche Ernährung so gewöhnt, daß unsere Geschmacksnerven abgestumpft sind. Ob z. B. industriell hergestellte Lebensmittel zu viel Kochsalz enthalten, schmecken wir gar nicht mehr.

Ein Drittel der täglichen Salzmenge (ca. 2–5 g) ist ausreichend. Auf unseren Geschmack ist kein Verlaß!

Wird aber die Kochsalzzufuhr gedrosselt, so verändert sich auch sehr rasch die Geschmacksempfindung: die Geschmacksnerven werden wieder viel sensibler und hoher Kochsalzgehalt wird eher als unangenehm empfunden. Dies hilft auf Dauer wesentlich bei der Einhaltung einer Kochsalzbeschränkung (s. S. 80f).

Kalium statt Natrium

Eine Kost, die salzarm (natriumarm) und gleichzeitig kaliumreich ist, senkt den hohen Blutdruck wahrscheinlich effektiver als natriumarme Kost allein!

Kalium ist ein lebenswichtiger Mineralstoff. Der Bedarf des menschlichen Organismus an Kalium liegt bei etwa 2000–3000 mg pro Tag, und entspricht damit ungefähr dem Natriumbedarf. Während jedoch die Natriumzufuhr durchweg zu hoch ist, ist die Kaliumzufuhr mit der täglichen Nahrung eher zu niedrig. Das liegt u. a. daran, daß beim Verarbeiten von Lebensmitteln Kaliumverluste auftreten, während Natrium über das Kochsalz reichlich zugefügt wird. Dadurch wird das Natrium/Kalium-Verhältnis ungünstig verändert.

Eine erhöhte Kaliumzufuhr ist aber wünschenswert, weil Kalium eine schützende Wirkung gegen den blutdrucksteigernden Effekt von Natrium aufweist. Das könnte bereits bei der Vorbeugung gegen hohen Blutdruck eine Rolle spielen. Beim Bluthochdruck fördert eine höhere Kaliumzufuhr u. a. eine verstärkte Ausscheidung von Natrium und Wasser aus dem Körper, wodurch eine Blutdrucksenkung erreicht wird.

Insbesondere profitieren Patienten, die Diuretika (»Wassertabletten«) zur Blutdrucksenkung einnehmen, von einer erhöhten Kaliumzufuhr.

Lediglich Patienten mit einer fortgeschrittenen Nierenfunktionsstörung sollten ihre Kaliumzufuhr beschränken.

Bei normaler Nierenfunktion werden bis zu 15 Gramm Kalium ohne Probleme ausgeschieden.

Kaliumreiche Lebensmittel sind im Anhang tabellarisch aufgelistet.

Kalzium und Magnesium

Es gibt Untersuchungen, die Hinweise dafür liefern, daß auch die Mineralstoffe Kalzium und Magnesium einen blutdrucksenkenden Effekt haben. Die Daten sind aber noch nicht so umfangreich und gesichert, wie vergleichsweise für das Kochsalz. Kalzium ist darüberhinaus wichtig für den Knochenstoffwechsel und kann einem vermehrten Abbau (Osteoporose) entgegenwirken. Hauptnahrungsquelle für Kalzium ist Milch und Milchprodukte. Wegen der gleichzeitigen Bedeutung des Fettanteils der Nahrung und des Gewichts für den Blutdruck sollten magere Milchprodukte und natriumarme Käsesorten (s. Tab. 3) bevorzugt werden.

Magnesium im Blut oder Urin kann nur mit sehr aufwendigen Methoden untersucht werden. Ein häufiges Zeichen für einen Magnesiummangel sind Wadenkrämpfe. Oft tritt der Magnesiummangel als Folge einer blutdrucksenkenden Therapie mit Diuretika auf – ähnlich dem

Kaliummangel (siehe oben). Gerade diese Patienten profitieren von einer magnesiumreichen Kost (grünes Gemüse, Blattgemüse). Gelegentlich sind sogar Magnesiumpräparate angezeigt.

Selen und andere Spurenelemente

Spurenelemente wie Selen, Eisen, Blei, Jod, Kadmium, Kupfer, Thallium, Zink und andere kommen in sehr geringen Mengen im menschlichen Organismus vor. Sie haben eine spezielle Aufgabe bei vielen Stoffwechselprozessen. Während ein Zuviel an Kadmium, Blei und Thallium blutdrucksteigernd wirkt (s. S. 23), können eine erhöhte Selenzufuhr und eventuell auch eine erhöhte Zinkzufuhr den Blutdruck senken. Größere Untersuchungen zur Wirkung von Spurenelementen auf den Blutdruck liegen allerdings bisher noch nicht vor. Kadmium, Blei und Thallium sind jedenfalls zu meiden. Leider stellen sie in zunehmendem Maße ein »Umwelt«-Problem dar. Die Hauptquelle der Spurenelemente ist normalerweise das Trinkwasser. Selen ist vor allen Dingen im Getreide enthalten.

Fett ist nicht gleich Fett

Das Risiko eine Arteriosklerose zu entwickeln ist um so geringer, je niedriger die Blutfettwerte sind. Die richtige Ernährung für Hypertoniker sollte daher auch die Fett- und Cholesterinzufuhr berücksichtigen. Neben einer Verringerung der Gesamtfettzufuhr sollte auch die Art des verwendeten Fettes berücksichtigt werden.

Für Hypertoniker ungünstig sind tierische Fette. Sie enthalten überwiegend gesättigte Fettsäuren und Cholesterin, dies führt zur Erhöhung der Blutfettwerte, insbesondere des Cholesterins. Die Cholesterinzufuhr sollte auf 300 mg pro Tag eingeschränkt werden (siehe Cholesteringehalt der Lebensmittel) (s. Tab. 9).

Besonders günstige Eigenschaften haben Pflanzenfette, aus ihnen hergestellte Margarine und Fisch. Sie haben besonders hohe Konzentrationen an mehrfach ungesättigten Fettsäuren, die eine Schutzwirkung auf die Blutgefäße haben und den Blutdruck senken können. Pflanzliche Fette enthalten kein Cholesterin und die in ihnen enthaltene Linolsäure kann erhöhtes Cholesterin senken. So können zwei Risikofaktoren für das Herz-Kreislaufsystem gleichzeitig günstig beeinflußt werden. 10 Gramm Linolsäure pro Tag (entspricht 2 Eßlöffeln hochwertigem Pflanzenöl) reichen bereits aus! Da die pflanzlichen Öle ebenso viele Kalorien enthalten wie tierische, sollte maßvoll mit ihnen umgegangen werden.

Gehärtete Pflanzenfette wie Kokos- oder Palmfett (Brat- und Frittierfett) sollten Patienten mit Hypertonie und Patienten mit erhöhten Blutfettwerten meiden, da diese pflanzlichen Fette ausnahmsweise nur gesättigte Fettsäuren enthalten.

Fisch hat neben dem hohen Gehalt an ungesättigten Fettsäuren wichtige andere gesundheitsfördernde Eigenschaften, z. B. hoher Gehalt an Jod und Vitamin D u. a. Es wird für Hypertoniker empfohlen, pro Woche zwei Fleischmahlzeiten durch Fischmahlzeiten zu ersetzen. Eine Fisch-»Diät« z. B. mit Makrelen kann bei leichter Hypertonie den Blutdruck sehr effektiv senken.

Welche Bedeutung haben Kaffee und Alkohol?

Kaffee führt entgegen einer weitverbreiteten Meinung nicht zu hohem Blutdruck. Daher kann durch Verzicht auf Kaffee auch keine Blutdrucksenkung erreicht werden. Es kommt nach Kaffeegenuß allenfalls zu geringgradigen Blutdruckanstiegen, die aber nur sehr kurz anhalten und unbedenklich sind. Bei regelmäßigem Kaffeekonsum treten keine relevanten Blutdrucksteigerungen auf. Patienten mit einer Fettstoffwechselstörung sollten allerdings wissen, daß Kaffee zu einer geringen Erhöhung des Cholesterins im Blut führen kann.

Von Bedeutung für den Blutdruck ist hingegen der **Alkohol.**

Chronischer schwerer Alkoholkonsum kann die Ursache für eine schwere Hypertonie sein. Es hat sich gezeigt, daß nach Reduzierung der Alkoholzufuhr bzw. völliger Abstinenz der Blutdruck abfällt oder sogar normalisiert wird. Eine totale Alkoholabstinenz ist allerdings nicht immer erforderlich. Wichtig ist die Einschränkung der Alkoholzufuhr insgesamt und die Einstellung täglichen Alkoholkonsums. Die individuelle Alkoholverträglichkeit ist sehr unterschiedlich. Ähnlich wie beim Salz, gibt es wahrscheinlich auch alkoholsensitive Menschen, deren Organismus weniger Alkohol verträgt und eher mit krankhaften Reaktionen antwortet. Frauen vertragen durchschnittlich nur ca. ⅓ der Alkoholmenge, die Männer im Durchschnitt vertragen, bevor sich körperliche Schäden manifestieren. Die Alkoholschäden betreffen nicht nur das Herz-Kreislaufsystem, sondern auch das Nervensystem, die Leber, den Stoffwechsel, die Sexualfunktionen und viele andere Organsysteme.

Alkohol hat viele Kalorien (1 Gramm hat 7 Kalorien) und kann daher indirekt über die Gewichtszunahme zur Hypertonie führen. Immerhin stammen 20 bis 30% der überschüssigen Kalorienmenge, die von über der Hälfte der Hypertoniker aufgenommen wird, aus dem Alkohol! Wahrscheinlich gibt es darüberhinaus aber auch einen direkten Einfluß von Alkohol auf die Blutgefäße, der zum Bluthochdruck führt.

Alkohol enthält viele Kalorien
Beschränkung der Alkoholzufuhr pro Tag:
maximal 20–30 Gramm für Frauen
maximal 30–40 Gramm für Männer

Wieviel ist 20 g Alkohol?

Diese Alkoholmenge entspricht ca.: ¼ Liter Wein, ½ Liter Bier oder 2–3 Schnäpsen.

Übergewichtige Hypertoniker und Patienten mit schwer einstellbarer Hypertonie sollten ganz auf Alkohol verzichten.

Bin ich ein Alkoholiker?

Ein Alkoholiker ist abhängig vom Alkohol. Typisch ist, daß diese Abhängigkeit lange Zeit gar nicht empfunden wird. Es gibt aber sehr empfindliche Hinweise auf eine Alkoholabhängigkeit. Nach einer amerikanischen Untersuchung von A. Ewing kann die Abhängigkeit durch die Beantwortung folgender Fragen diagnostiziert werden:

- Haben Sie jemals den Gedanken gehabt, sie sollten mit dem Trinken aufhören?
- Haben Sie sich schon mal über Leute aufgeregt, die Ihr Trinken kritisiert haben?
- Haben Sie sich schon mal schuldig oder schlecht gefühlt, weil Sie trinken?
- Haben Sie schon mal morgens als erstes einen Drink zu sich genommen, um »fit« zu werden? (hierzu zählt auch ein »Sektfrühstück«)

Falls Sie 2 Fragen mit ja beantworten, gehören Sie zu dem Kreis der Alkoholgefährdeten und sollten mit Ihrem Arzt darüber sprechen.

Wird Ihnen bereits morgens beim Zähneputzen übel, so ist dies ein weiterer starker Hinweis auf einen zu hohen und chronischen Alkoholkonsum. Guter Rat ist in dieser Situation z. B. auch von den »Anonymen

Alkoholikern« oder dem »Blauen Kreuz« zu erlangen (die Telefonnummer ist jeweils über die Auskunft zu erfahren).

Streß ist eine Reaktion

Streß ist ein Modewort und dient oft als Entschuldigung für viele Verhaltensweisen und Reaktionen. Streß ist die körperliche und psychische Reaktion auf äußerliche Faktoren *(Stressoren)*, wie zum Beispiel Hetze, Leistungsdruck, Zeitzwang, sozialer Wettbewerb, Existenzprobleme usw., die an sich ohne Krankheitsbedeutung sind. Erst unsere Einstellung und unser Verhalten zu diesen »äußeren Gegebenheiten« können krank machen. So geht man heute davon aus, daß die Streßfaktoren an sich nicht schädlich sind, sondern daß es ungesunde Reaktionen auf äußere Stressoren gibt. Diese ungesunden Reaktionen sind wahrscheinlich nicht angeboren, sondern eher erlernt. Verschiedene Menschen reagieren sehr unterschiedlich auf die gleichen äußeren Streßfaktoren. Streß als Überforderung äußert sich in körperlichen Beschwerden wie Schwitzen, Herzklopfen, Kopfschmerzen, Herzdruck usw. Häufig achten wir nicht auf diese körperlichen Alarmsignale, bagatellisieren sie, anstatt sie ernst zu nehmen. Als Antwort auf Überforderung kann es auch zu Störungen wie hoher Blutdruck oder erhöhtes Cholesterin im Blut kommen. Dies wird im Anfangsstadium nicht verspürt, kann später aber eine um so größere Bedeutung haben. Nicht wahrgenommener Streß ist gesundheitsgefährdend, während die anderen subjektiven Beschwerden oft nur unangenehm sind, von uns aber als körperliche Warnsignale wahrgenommen werden können.

Man kann äußeren Streßfaktoren nicht immer vollkommen ausweichen. Hierzu zählt z. B. auch Fluglärm, der nachgewiesenermaßen häufiger zu hohem Blutdruck führt.

Anderen streßauslösenden Situationen kann man aber sehr wohl aus dem Wege gehen, oder kann sie meiden: anstrengendes Autofahren (lange Autobahnfahrten oder Großstadtverkehr) sollte zugunsten der Fahrt in der Eisenbahn oder mit öffentlichen Verkehrsmitteln aufgegeben werden, dabei entfällt auch die für viele Hypertoniker streßbeladene Parkplatzsuche; zusätzliche berufliche und private Belastungen (unnötige Überstunden, unnötige »Posten« und Ämter sollten zugunsten entspannender Beschäftigungen, z. B. Hobbies) aufgegeben werden.

Wichtig ist es, seinen eigenen Rhythmus zu finden und diesem nachzugehen so gut es geht, und nicht ständig vom äußeren Rhythmus bestimmt zu werden. Voraussetzung hierfür ist aber, sich Gedanken darüber zu machen, was man eigentlich tut und sich über seine Handlungen selbst Rechenschaft abzulegen: ist das, was ich gerade getan habe, jetzt gerade tue, oder was ich zu tun beabsichtige, im **weitestgehenden** Sinne gesund?

— *Typ-A-Verhalten*

Folgende Verhaltensweisen werden als Typ-A-Verhalten charakterisiert:

> *Konkurrenzverhalten, Zeitdruck, Ehrgeiz, Ungeduld, rivalisierende Haltung, versteckte oder unterdrückte Aggressivität oder Feindseligkeit, Bemühen um Anerkennung und Belohnung durch die Umwelt.*

In der medizinischen Diskussion war die Bedeutung des Typ-A-Verhaltens für Herz-Kreislauferkrankungen in den letzten 10 Jahren sehr umstritten. Es scheint nun so, daß das Typ-A-Verhalten bei Hypertonikern und Herzkranken zwar häufiger vorkommt als bei herzgesunden und blutdrucknormalen Menschen, aber daß dieses Verhalten kein eigenständiger Risikofaktor ist.

Als Typ-B-Verhalten würde man die gegenteiligen Verhaltensweisen charakterisieren: Ruhe, Gelassenheit, Entspanntheit ...

— *Gibt es eine Hochdruck-Persönlichkeit?*

Es wurde bereits dargelegt, daß für die Entstehung der essentiellen Hypertonie viele Faktoren eine Rolle spielen. So kann es auch nicht die **eine** Hypertonie-Persönlichkeit geben. Aber Untersuchungen haben gezeigt, daß neben den als Typ-A-Verhalten bereits erwähnten Auffälligkeiten einige Persönlichkeitsmerkmale bei Hypertonikern immer wieder gehäuft beobachtet werden können. Hypertoniker erleben sich eher als unattraktiv, unbeliebt, mißachtet, nicht durchsetzungsfähig und in ihrer Arbeit kritisiert. Dies schränkt das Selbstwerterleben und das Vermögen, eigene Interessen im Leben durchzusetzen, erheblich ein. Das eigene Bild stimmt aber nicht mit dem Bild überein, welches die Mitmenschen haben! Hypertoniker sind daher auch innerlich sehr abhängig und unterwürfig; dies wiederum führt zur Aggressionsunfähigkeit. Äußerlich sichtbar wird die erhöhte Kontrolliertheit, eine übersteigerte Ordnungsliebe, Beherrschtheit, Wahrheitsliebe und Unfähigkeit zu impulsivem, spontanen Handeln. Das bedeutet nicht, daß Hypertoniker unbedingt unordentlich und unbeherrscht werden sollten. Das richtige Maß ist gesund!

Hypertoniker beschreiben sich selbst aus übersteigerter Selbstkritik heraus eher negativer, als es objektiv gerechtfertigt wäre.

Gehäuft findet man bei Hypertonikern Depressivität und Ängstlichkeit. Daher wird oft eine schützende Außenbeziehung gesucht. Bezüglich Kontaktverhalten und Aufgeschlossenheit unterscheiden sich Hypertoniker nicht von Menschen mit normalem Blutdruck. Das hier etwas düster gezeichnete psychologische Bild trifft natürlich nicht im gleichen Maße alle und nicht auf alle Hypertoniker zu.

Bluthochdruck wörtlich genommen!

Das Blut steht bei Hypertonikern tatsächlich unter einem hohen Druck in den Gefäßen. Dies bedeutet aber letztlich, daß der Mensch selbst unter hohem Druck steht. Könnte der Druck abgelassen oder ausgeglichen werden, käme es nicht zur dauerhaften Blutdrucksteigerung, der Hypertonie *(Überdruck)*. Der Hypertoniker findet keinen Weg, den aufgebauten Druck abzubauen. Der Druck entsteht entweder durch die Reaktion auf äußere Streßfaktoren oder durch innere Vorstellungen von Problemen, Konflikten usw. Die »gesunde Reaktion« wäre Abbau des entstandenen Drucks durch Aktivität, d. h. Stellungnahme und Auseinandersetzung. Der Hypertoniker flüchtet dagegen in Passivität, auch wenn er äußerlich durchaus einen geschäftigen Eindruck machen kann. Die zum Druckaufbau bereitgestellten Energien können daher nicht richtig abgebaut werden und halten den Druck aufrecht. Das Fatale ist, daß der hohe Blutdruck nicht empfunden wird. So hat der Hypertoniker es schwerer als z. B. der Patient mit Kopfschmerzen, seine Körperreaktion wahrzunehmen und sich der auslösenden Situation zu stellen, somit gesund zu reagieren.

Hoher Blutdruck tut nicht weh!

Der Hauptgrund dafür, daß hoher Blutdruck so häufig nicht erkannt wird, ist, daß Bluthochdruck keine Beschwerden macht. Die allerwenigsten Menschen mit Hypertonie haben Kopfschmerzen, Schwindel, Nasenbluten oder Herzschmerzen. Die Mehrheit der Hypertoniker hat keine körperlichen Beschwerden. Für viele Hypertoniker ist der hohe Blutdruck eher ein »Stimulans«. Allerdings reicht der hohe Blutdruck nur für kurzfristige Hochleistungen; Hypertoniker ermüden häufig rasch.

Richtig unangenehme Beschwerden treten meist erst im fortgeschrittenen Stadium der Hochdruckkrankheit auf, wenn bereits organische Folgeschäden (z. B. an Herz und Nieren) eingetreten sind, oder gelegentlich zu Beginn einer medikamentösen Therapie der Hypertonie.

Hoher Blutdruck allein tut nicht weh. Daher ist es für den Hypertoniker so schwierig zu erkennen, was seinen Blutdruck steigert. Die »Schmerzlosigkeit« ist ein Hauptproblem bei der Hypertoniediagnose und -therapie.

Umwelt und Hypertonie

Ernährung

Die Ernährung spielt als »Umweltfaktor« derzeit noch die größte Rolle für die Hypertonie: zuviel Kochsalz, zuviele Kalorien, zuviel Alkohol, zuviel Fett, »falsches Fett«. Der Kochsalzgehalt, Fett- und Kaloriengehalt vieler fertiger bzw. industriell hergestellter Lebensmittel ist gar nicht leicht zu erkennen. Es ist daher grundsätzlich besser, frische Lebensmittel zu verwenden und die Speisen selbst zuzubereiten so oft dies möglich ist. Viele Hypertoniker sind auf Kantinenessen angewiesen und haben es daher schwierig, die Ernährungsempfehlungen einzuhalten. Eine Möglichkeit ist natürlich entweder immer, oder zumindest gelegentlich (2mal pro Woche) selbstzubereitetes Essen mit zur Arbeit zu nehmen (Vorschläge hierfür finden sie bei den Rezepten Seite 85). In vielen größeren Kantinen wird inzwischen auch vegetarische Kost angeboten, die in der Regel frischer und gesünder für den Hypertoniker ist, da sie weniger Kochsalz und Fett, dafür mehr Ballaststoffe enthält. In Kantinen, in denen es keine vegetarische Kost gibt, kann man eventuell anregen, z. B. 2mal pro Woche vegetarisch zu kochen.

Soziales Umfeld

Zum sozialen Umfeld zählen hauptsächlich Familie und Beruf. Hier können viele Faktoren eine Hypertonie auslösen oder begünstigen: besondere Belastungen im Privat- und Arbeitsleben, Konkurrenz-Situationen, gestörte oder zerstörte soziale Ordnung. Ungeklärt ist, ob die Zugehörigkeit zu einer bestimmten sozialen Schicht sich auf den Blutdruck auswirkt, oder ob andere Faktoren wichtiger sind. In unserer Gesellschaft neigen besonders Menschen aus »unteren« Gesellschaftsschichten dazu, zuviel zu essen und zuviel Alkohol zu trinken, und sich zuwenig zu bewegen. Diese Faktoren wirken sich möglicherweise aber stärker auf den Blutdruck aus, als der Sozialstatus an sich. Ein Mißverhältnis zwischen dem tatsächlichen Sozialstatus und dem erwünschten oder vielleicht sogar vorgegebenen Sozialstatus kann zur schweren psychischen Dauerbelastung werden und sich blutdrucksteigernd als Streßreaktion auswirken.

Wohnverhältnisse, Lärm und Hitze

Besondere Umgebungsbelastungen wie Lärm und Hitze wirken sich ungünstig auf den Blutdruck aus. Untersuchungen zeigen, daß es in Gebieten mit erhöhtem Straßenlärm mehr Hypertoniker gibt als in ruhigeren Gebieten. Dies dürfte auch auf Gebiete mit erhöhter Fluglärmbelastung zutreffen. Auch eine zu große Lärmbelästigung oder Hitzebelastung am Arbeitsplatz können zur Blutdrucksteigerung führen. Möglicherweise trifft dies auch auf vermehrte Vibrationen der Arme (z. B. Preßlufthammer-Arbeit) zu.

Chemische Belastung

Wie bereits erwähnt, gibt es Hinweise dafür, daß insbesondere Kadmium, Blei und Thallium blutdrucksteigernd wirken. Untersuchungen ergeben, daß Alkoholiker mehr als doppelt so hohe Bleikonzentrationen im Blut aufweisen, als in der Normalbevölkerung gemessen wird. Besonderen beruflichen Bleibelastungen sind Maler und Klempner ausgesetzt. Bei akuten Thalliumvergiftungen wurden Blutdrucksteigerungen beobachtet. Über die chronische Wirkung von Thallium liegen keine Untersuchungen vor. Ähnlich wie Blei kann eine Langzeitexposition mit Kadmium zur Blutdrucksteigerung führen.

Organische Ursachen

Nur in ca. 5% der Fälle liegt eine organische Ursache für den Bluthochdruck vor. Meistens handelt es sich um Nierenerkrankungen, z. B. entzündlicher Ursache oder Verengungen der Nierenarterien. Nur 1 bis 2% der Hypertoniker haben eine hormonelle Störung. Hierbei handelt es sich in den meisten Fällen um gutartige Tumoren, die blutdrucksteigernde Hormone in großen Mengen produzieren (z. B. Phäochromozytom, Conn-Syndrom und Hyperparathyreoidismus). Eine Hypertonie als einziges Zeichen einer Schilddrüsenüberfunktion ist sehr selten. Auch eine Schilddrüsenunterfunktion kann mit einem erhöhten Blutdruck einhergehen. Die Diagnose einer organischen Hypertonie-Ursache ist wichtig, da oft eine behebbare Ursache zugrunde liegt, und z. B. eine Operation die lebenslange Medikamenteneinnahme überflüssig macht.

Bei Kindern gibt es darüberhinaus einige spezielle Erkrankungen, die zur Hypertonie führen.

Medikamente

An erster Stelle der Medikamente, die einen hohen Blutdruck verursachen können, sind die empfängnisverhütenden Ovulationshemmer (»Antibabypille«) zu nennen. Sie sind eine nicht seltene Ursache für eine Hypertonie bei jungen Frauen. Wird ein erhöhter Blutdruck bei einer Frau im gebärfähigen Alter festgestellt, so ist es angebracht, auf eine andere Methode der Empfängnis-Verhütung auszuweichen. Wenn die »Pille« wirklich die Hypertonie-Ursache war, so normalisiert sich der Blutdruck innerhalb von ca. 2 bis 3 Monaten nach dem Absetzen. Falls der Blutdruck nicht sinkt, kommen andere Ursachen in Frage, bzw. es besteht eine essentielle Hypertonie.

Weibliche Hormone *(Östrogene)*, die nach dem Klimakterium eingenommen werden, um z. B. eine Mineralsalzminderung der Knochen (Osteoporose) zu vermindern, oder klimakterische Beschwerden zu behandeln, führen im Gegensatz zu der »Pille« gewöhnlich nicht zur Hypertonie.

Phenacetin ist in vielen Schmerzmitteln enthalten und führt bei dauerhafter Einnahme unter anderem zu Nierenschädigungen und hohem Blutdruck.

Ein früher gebräuchliches Medikament gegen Magen- und Zwölffingerdarmgeschwüre enthält die Substanz *Carbenoxolon*, die eine blutdrucksteigernde Wirkung besitzt. Heute wird dies Medikament nur noch selten verordnet.

Lakritze kann durch die in ihr enthaltene Glyzyrrhetinsäure zur Blutdrucksteigerung führen. Allerdings müssen regelmäßig erhebliche Mengen konsumiert werden. Dies gilt in gleicher Weise für Pastis (Anisschnaps) und Kautabak.

Rheumamittel (Indomethacin und andere sog. nicht-steroidale Antirheumatika) können zur Blutdrucksteigerung führen und die Wirkung von blutdrucksenkenden Medikamenten, insbesondere von Wassertabletten (Diuretika) aufheben oder abschwächen.

Bei Einnahme bestimmter Mittel gegen Depressionen (sog. *MAO-Hemmer*) kann es nach Genuß von tyraminhaltigen Nahrungsmitteln (bestimmte Biersorten, Bananen, Hefe, Hähnchenleber, Rotwein und Schokolade) zu starken Blutdruckanstiegen kommen. Hypertoniker, die diese Mittel einnehmen, sollten darüber mit ihrem Arzt sprechen.

- *die Pille kann zu hohem Blutdruck führen*
- *keine Schmerzmittel mit Phenacetin verwenden*
- *Lakritze können auf Dauer den Blutdruck steigern*
- *Rheumamittel können den Blutdruck steigern*

Was hat Schnarchen mit hohem Blutdruck zu tun?

Hypertoniker schnarchen häufiger als Menschen mit normalem Blutdruck. Schnarcher sollten daher ihren Blutdruck messen lassen, falls dieser noch nicht bekannt ist. Schnarcher sind auch häufiger übergewichtig und gefährdet hinsichtlich Herzinfarkt und Schlaganfall. Männer sind weitaus häufiger betroffen als Frauen. Oft ist Schnarchen auch mit abnormer Müdigkeit und Schlafzwang während des Tages verbunden. Es kann zu bedrohlichem Sauerstoffmangel kommen, wenn während dem Schnarchen Atempausen *(Apnoe)* auftreten, die 10 Sekunden und länger andauern und gehäuft vorkommen. Die Schnarcher fühlen sich tagsüber gereizt, unausgeschlafen und verstimmt. Beim Auftreten all dieser Symptome sollte ein Arzt konsultiert werden. Zwar ist die genaue Ursache des Schnarchens noch nicht bekannt, man weiß jedoch, daß die extreme Erschlaffung der Rachenmuskulatur eine Voraussetzung dafür ist, daß das Flattern des Gaumensegels letztlich zum Schnarchen führen kann.

Ob es einen ursächlichen Zusammenhang zwischen Schnarchen und Bluthochdruck gibt, ist nicht geklärt.

Schnarchen läßt sich verhindern oder abmildern:
Gewichtsreduktion und gute Blutdruckeinstellung
Kein Alkohol und nur eine kleine Mahlzeit am Abend
Auf der Seite schlafen statt auf dem Rücken
Frische Luft, z. B. Spaziergang vor dem Schlafengehen

Rauchen und Blutdruck

Rauchen führt nicht zu hohem Blutdruck, ist aber selbst das stärkste Gift für die Gefäße und ein eigenständiger Risikofaktor für Herzinfarkt, Arterienverkalkung (besonders der Beine) und Schlaganfall. Raucher sind meist schlanker als Nichtraucher, da das Nikotin den Stoffwechsel aktiviert und zu einer gesteigerten Bildung von Streßhormonen *(Katecholamine)* führt. Die Gewichtszunahme nach Raucherentwöhnung (s. S. 27) wird daher auch immer wieder als Ausrede gegen die Einstellung des Nikotinkonsums angeführt.

Haben Raucher einen hohen Blutdruck, so ist das Risiko für einen Herzinfarkt nicht nur verdoppelt, sondern es potenziert sich.

Der konsequente Verzicht aufs Rauchen ist daher eine der wichtigsten Begleitmaßnahmen bei der Behandlung des hohen Blutdruckes.

Wie kommt man vom Rauchen los?

Es gibt bis heute keine Methode, die bei der Raucherentwöhnung eindeutig überlegen ist. Weder Nikotinkaugummi, noch Hypnose, Akupunktur, Verhaltenstherapie oder Medikamente (z. B. Clonidin) schaffen alleine einen Dauererfolg. Es handelt sich allenfalls um unterstützende Maßnahmen, die um so erfolgreicher sind, je größer die Motivation zum Nikotinentzug ist. Rauchen ist wie eine Sucht, und daher kann ein Rauchstop zu Entzugserscheinungen führen. Die meisten o. g. Therapieformen sind auf die Überwindung der Entzugssymptome ausgerichtet. Dementsprechend groß ist die Rückfallrate, wenn die Maßnahmen ein Ende finden und die Eigenmotivation nicht ausreicht, willentlich dem Rauchen zu entsagen.

Die Überzeugung etwas für sich selbst, für seine eigene Gesundheit, fürs Leben zu tun – ohne Rücksicht auf die Meinungen anderer – ist die beste Voraussetzung für einen dauerhaften Erfolg. Als Geschenk erhält man eine bessere Kondition, einen besseren Geschmack, und ein längeres Leben.

Wie vermeide ich die Gewichtszunahme ohne Zigarette?

Die Gewichtszunahme nach dem Rauchstopp ist auf eine veränderte Stoffwechselsituation zurückzuführen: Rauchen führt jetzt nicht mehr über die Streßhormone zu einem gesteigerten Stoffwechsel; wird aber nun die gleiche Kalorienmenge gegessen, so ist die Gewichtszunahme unvermeidlich. Hinzu kommt ein gesteigerter Appetit. Wichtig ist zu wissen, daß diese Erscheinungen nur in der Anfangsphase der Nikotinentwöhnung auftritt. Daher ist in dieser Zeit besonders auf die Kalorienzahl zu achten: Süßes und übermäßigen Alkohol meiden, und körperliche Betätigung bzw. Sport. Der Stoffwechsel normalisiert sich in der Regel nach 2–3 Wochen wieder.

Gibt es Unterschiede zwischen Männern und Frauen?

Hoher Blutdruck ist bei Männern viel häufiger als bei Frauen. Dies gilt aber nur bis zum Klimakterium, danach ist hoher Blutdruck bei Frauen häufiger als bei Männern. Frauen sind allerdings gefährdet, wenn sie über 30 Jahre sind, die »Antibabypille« nehmen und rauchen. Diese Frauen haben ein erhöhtes Risiko für »Gefäßerkrankungen«, wie z. B. Thrombosen oder Embolien.

Klinische Studien haben zwar sehr gut bei Männern, aber so gut wie gar nicht bei Frauen nachweisen können, daß durch eine medikamentöse Behandlung des Bluthochdruckes, die typischen Folgeschäden (Schlaganfall und Herzinfarkt) und eine vorzeitige Sterblichkeit vermindert werden können. Dies bedeutet, daß für Frauen eher die nicht medikamentösen Behandlungsformen zu empfehlen sind.

Junge Hypertoniker

Eine Hypertonie im Jugendalter hat weitreichende Konsequenzen. Zunächst muß aber gerade beim Jugendlichen die Diagnose einer Hypertonie wirklich gesichert werden, das heißt, es muß nachgewiesen werden, daß der Blutdruck nicht nur beim Arzt hoch ist (situativer Hochdruck), sondern auch daheim dauerhaft erhöht ist. Gerade bei jungen Hypertonikern müssen eventuell behebbare Ursachen (sekundäre Hypertonie) durch entsprechende Untersuchungen ausgeschlossen werden, bevor eine langfristige medikamentöse Therapie eingeleitet wird. Jugendliche mit erhöhtem Blutdruck müssen die Hypertonie nicht immer beibehalten: in ca. der Hälfte der

Fälle normalisiert sich der Blutdurck mit dem Erreichen des Erwachsenenalters wieder.

All dies sind Gründe dafür, die medikamentöse Therapie nur als letzte Alternative zu behalten und die nicht medikamentösen Maßnahmen in den Vordergrund zu stellen.

Besteht die Hypertonie bereits seit dem Kindesalter, und ist sie durch eine organische Ursache hervorgerufen (z. B. eine Nierenerkrankung), kann in der Regel nicht auf eine medikamentöse Therapie verzichtet werden.

- *genaue Diagnostik*
- *Zurückhaltung mit Medikamenten*

Mittelalte Hypertoniker

Die meisten Patienten mit hohem Blutdruck sind mittleren Alters und müssen oft mit einer lebenslangen Therapie rechnen, es sei denn, sie erreichen durch nicht medikamentöse Therapie eine Blutdrucknormalisierung. Da bei 85% nur eine milde Hypertonie (s. S. 10) besteht, ist dieses Ziel nicht utopisch. Es bestehen oft noch zusätzlich andere Risikofaktoren, die in die therapeutischen Überlegungen mit einbezogen werden sollten. Viele Patienten haben weitere Begleiterkrankungen oder bereits organische Folgeschäden, die ebenfalls das Behandlungskonzept mitbestimmen. Für das mittlere Lebensalter liegen aber auch die besten Daten aus klinischen Studien (S. 49) vor, die zeigen, daß eine Hypertoniebehandlung erfolgreich ist.

Hypertonie im Alter

Der Blutdruck steigt in den westlichen Ländern kontinuierlich mit steigendem Alter an. Dementsprechend nimmt die Häufigkeit der Hypertonie mit dem Alter zu. Hoher Blutdruck kann im Alter aber auch Ausdruck einer bereits vorhandenen Gefäßverkalkung (Arteriosklerose) sein, insbesondere bei hohem systolischen Blutdruck und normalem oder nur leicht erhöhtem diastolischem Blutdruck. Eine Hypertonie ist aber auch im Alter nicht normal und sollte auch im Alter, d. h. über 65 Jahre, behandelt werden. Da der ältere Organismus oft sehr empfindlich auf Medikamente reagiert, sind die nicht medikamentösen Maßnahmen auch für ältere Patienten empfehlenswert. Besonders geeignet für ältere Hypertoniker ist die salzarme Ernährung, da hierdurch gleichzeitig eine Herzentlastung erreicht wird.

Blutdruckmessung

Der Blutdruck ist einfach zu messen, und doch können viele Fehler gemacht werden. Nachdem nicht mehr nur Ärzte den Blutdruck messen, sondern Blutdruckmessungen auch in Apotheken oder Kaufhäusern angeboten oder von den Patienten selbst durchgeführt werden, ist es wichtig, die Regeln der Meßtechnik zu kennen:

Der Blutdruck wird in Ruhe nach ca. fünfminütigem Sitzen gemessen. Die Armmanschette des Blutdruckgerätes sollte luftleer eng um den Oberarm ca. 2 cm über der Ellenbeuge angelegt werden. Bei einem Oberarmumfang von über 40 cm ist die normale Manschette nicht mehr ausreichend: es werden falsch-hohe Werte gemessen.

Die Manschette wird relativ schnell auf Werte aufgepumpt, die etwa 20 bis 30 mmHg oberhalb des vermuteten systolischen Blutdruckes liegen. Der Manschettendruck wird dann mit einer Geschwindigkeit von 2 bis 3 mmHg pro Sekunde abgelassen, und gleichzeitig mit dem Hörgerät *(Stethoskop)* das Auftreten der ersten Pulsgeräusche (systolischer Druck) und das völlige Verschwinden der Pulsgeräusche (diastolischer Druck) abgelesen. Die Stelle, an der der Blutdruck gemessen wird, muß sich in Herzhöhe befinden; dies ist der Fall, wenn der Arm des sitzenden Patienten auf dem Tisch aufliegt.

Der gemessene Blutdruck entspricht dem Druck einer Quecksilbersäule *(Hg* = chemische Bezeichnung für Quecksilber) in Millimetern (mm), und wird daher mit der Maßeinheit mmHg *(Millimeter Quecksilbersäule)* angegeben.

Messung beim Arzt

Die Blutdruckmessung beim Arzt ist nach wie vor die Regel und in der überwiegenden Mehrzahl der Fälle für die Diagnosestellung und die einzuschlagende Therapie ausschlaggebend. Zur Therapiekontrolle sollten regelmäßige Blutdruckkontrollen beim Arzt erfolgen. Diese können bei gut eingestellter Hypertonie in Abständen von 3 bis 6 Monaten durchgeführt werden. Die beim Arzt gemessenen Werte sind durchschnittlich etwas höher als die durch Selbstmessung zu Hause ermittelten Blutdruckwerte. Darüberhinaus kann der Blutdruck innerhalb kürzester Zeit erheblich schwanken (hierauf wurde bereits auf Seite 11 hingewiesen), so daß zusätzlich zwischen selbst ermittelten Werten, den z. B. in der Apotheke gemessenen Werten, und den beim Arzt ermittelten Werten an einem Vormittag erhebliche Differenzen bestehen können. Diese Differenzen sind meistens durchaus im Rahmen der normalen Blutdruckvariabilität, wecken aber bei den betroffenen Patienten immer wieder Erstaunen, und gelegentlich auch Zweifel an der Korrektheit der ermittelten Werte.

Messung in der Apotheke und im Kaufhaus

Solche Messungen sind zu akzeptieren, vorausgesetzt sie werden korrekt durchgeführt und sie gelten nur als Ergänzung der Messungen beim Arzt. Als alleinige Messung zur Diagnose und Therapieüberwachung sind sie abzulehnen. Auch in der Apotheke sollte in Ruhe gemessen werden. Oft werden elektronische Geräte verwandt, die störanfälliger sind, und bei einigen Patienten keine genauen Werte ermitteln können. Die Manschette muß immer individuell angepaßt werden. Dies ist bei einigen Geräten, bei denen der Arm in eine »Röhre« geschoben wird, schlecht möglich. Fallen die Werte zu sehr aus dem Rahmen, sollte der Blutdruck beim Arzt kontrolliert werden.

Selbstmessung des Blutdruckes

Die Blutdruckselbstmessung wird von den Ärzten zu Recht immer häufiger empfohlen. Die Selbstmessung ist bei allen Schweregraden der Hypertonie angezeigt, insbesondere aber bei schwerer und schwer einstellbarer Hypertonie. Sie sollte immer zu den gleichen Tageszeiten (z. B. morgens nach dem Frühstück, oder am Abend) erfolgen, und die Werte sollten in einen Blutdruckpaß eingetragen werden. Meist reichen 1 bis 2 Messungen über einen begrenzten Zeitraum. Der Hypertoniker sollte zwar seinen Blutdruck selbst messen; die medikamentöse Behandlung aber muß vom Arzt bestimmt werden. Zur Überprüfung der Wirkung nicht medikamentöser Maßnahmen (Gewichtsreduktion, salzarme Ernährung usw.) ist die Selbstmessung ein ideales Instrument. Durch die Selbstmessung wird die Eigenverantwortlichkeit gestärkt und die Behandlung insgesamt verbessert. Der Hypertoniker kann selbst erfahren, welche Einflüsse seinen Blutdruck steigern und welche Maßnahmen ihn senken.

Zur Selbstmessung sollten möglichst einfache Geräte mit eingebautem Stethoskop verwendet werden. Die Selbstmessung sollte beim Arzt mit der Arzthelferin eingeübt werden. Die Geräte müssen regelmäßig alle 2 Jahre geeicht werden.

Die Krankenkassen übernehmen nicht mehr generell die Kosten für ein Gerät zur Selbstmessung. Fragen Sie trotzdem bei Ihrer Kasse nach, wenn Sie sich ein Gerät anschaffen möchten. Wenn Sie ein Selbstmeßgerät kaufen, haben Sie gut in Ihre Gesundheit investiert.

Begleiterkrankungen

Die außer der Hypertonie bestehenden Erkrankungen (Begleiterkrankungen) bestimmen wesentlich sowohl die medikamentöse als auch die nicht medikamentöse Therapie. Bei den verschiedenen Hochdruck-Medikamenten sind ungünstige als auch günstige Wirkungen auf Begleiterkrankungen möglich. Viele nicht medikamentöse Maßnahmen zur Blutdrucksenkung wirken sich auch günstig auf die Begleiterkrankungen aus.

Zuckerkrankheit

Die Zuckerkrankheit im Erwachsenenalter *(Diabetes mellitus Typ II)* ist ebenso wie die Hypertonie oder die Fettstoffwechselstörungen eine typische Wohlstandskrankheit. Zwar kommt auch die Zuckerkrankheit familiär gehäuft vor, d. h. die Anlage zur Erkrankung wird oft vererbt, aber zum Ausbruch kommt die Erkrankung in der Regel erst durch Übergewicht und falsche Ernährung.

Bestehen gleichzeitig eine Hypertonie und ein Diabetes mellitus, sind neben anderen Organschäden (siehe Tab. 1) die Haargefäße *(Kapillaren)* am Auge und an der Niere besonders gefährdet. Eine völlige Erblindung oder ein Nierenversagen sind daher bei länger bestehender Erkrankung möglich. Man weiß aber heute, daß eine konsequente Therapie die Gefahren mindern kann. Der Blutdruck muß bei Zuckerkranken regelmäßig kontrolliert werden und viel schärfer eingestellt werden als normalerweise üblich:

- *Der Blutdruck sollte 120/80 mmHg nicht übersteigen*

Dieses Therapieziel ist unbedingt anzustreben. Bei der nicht medikamentösen Therapie steht bei übergewichtigen Patienten die Gewichtsreduktion zusammen mit einer richtigen Ernährung ganz im Vordergrund. All dies gilt in gleicher Weise für jugendliche, primär insulinpflichtige Diabetiker (Typ I), bei denen häufig eine Erkrankung (z. B. eine Virusinfektion) der Bauchspeicheldrüse die Ursache der Zuckerkrankheit ist.

- *Hypertoniker sind in 35% der Fälle zusätzlich zuckerkrank*
- *Diabetiker sollten regelmäßig den Blutdruck messen lassen*
- *Kinder diabetischer Eltern sollten auf ihr Gewicht und auf ihre Ernährung achten*

Fettstoffwechselstörungen

Fettstoffwechselstörungen spielen als Ursache des Herzinfarktes eine überragende Rolle. Hier ist vor allem die Erhöhung des Cholesterins im Blut zu nennen. Neben einer erblich bedingten Störung des Cholesterinstoffwechsels, die auch bei normalgewichtigen Menschen vorkommen kann, sind die meisten Fettstoffwechselstörungen durch Übergewicht und übermäßigen Konsum tierischer Fette und Alkohol verursacht (s. S. 16). Die medikamentöse Behandlung der Fettstoffwechselstörungen ist weitaus schwieriger, als die Behandlung der Hypertonie. Die nicht medikamentöse Behandlung durch Gewichtsreduktion bei Übergewicht und durch eine Änderung der Nahrungsfette (fettmodifizierte Ernährung) sind hingegen sehr wirkungsvoll und oft alleine ausreichend zur Normalisierung der Blutfette.

Körperliches Training hilft bei der Gewichtsreduktion und vermehrt das »gute« Cholesterin (HDL-Cholesterin), welches einen günstigen Einfluß auf Herz-Kreislauferkrankungen ausübt.

Gleichzeitiges Vorkommen von Hypertonie und erhöhtem Cholesterin (LDL-Cholesterin) bedeutet eine große Gefahr für die Herzkranzgefäße und damit für das Herz. Die nicht medikamentöse Behandlung sieht für beide Erkrankungen sehr ähnlich aus und kann sowohl den Blutdruck als auch das Cholesterin normalisieren: **weniger Fett und besseres Fett.** Eine fettmodifizierte Ernährung beinhaltet hochwertige Pflanzenöle und Fisch anstelle von tierischem Fett.

- *Hypertoniker haben in 30% der Fälle eine Fettstoffwechselstörung*
- *Kinder von stoffwechselkranken Eltern sollten ihre Blutfettwerte kontrollieren lassen*

Übergewicht

Übergewicht alleine ist wahrscheinlich kein eigenständiger Risikofaktor für Herz- und Kreislauferkrankungen, sondern nur in Verbindung mit anderen Risikofaktoren (Hypertonie, Rauchen, Zuckerkrankheit, Fettstoffwechselstörungen). Übergewicht kommt selten alleine, ohne die anderen Risikofaktoren oder Begleiterkrankungen vor. Übergewicht ist aber meistens Ursache oder Auslöser der anderen Risiko-Erkrankungen (Zucker- und Fettstoffwechselstörungen). Stärkeres Übergewicht (über 30% über Normalgewicht) ist als eigenständiger Risikofaktor anzusehen.

Erhöhte Harnsäure

Für die erhöhte Harnsäure gilt Ähnliches wie für das Übergewicht. Erhöhte Harnsäure führt zwar zu der schmerzhaften Gicht, ihre Bedeutung für Herz-Kreislauferkrankungen ist jedoch nicht nachgewiesen. Erst die häufige Kombination mit anderen Risikofaktoren bedeutet eine Gefahr für Herz und Gefäße. Eine erhöhte Harnsäure ist ein empfindlicher Indikator (Hinweis) für eine Wohlstandsernährung mit zuviel Fleisch und Alkohol. Besonders zu meiden von den betroffenen Patienten sind Innereien.

Herzerkrankungen

Die häufigsten Ursachen für Herzerkrankungen und Herzversagen in westlichen Ländern sind Rauchen, Hypertonie, Fett- und Zuckerstoffwechselstörungen. Daher ist die Therapie vieler Herzerkrankungen sehr ähnlich der Hypertoniebehandlung (z. B. salzarme Ernährung, Wassertabletten *[Diuretika])*.

Nierenerkrankungen

Wenig bekannt ist, daß die Hypertonie die häufigste Ursache für Nierenerkrankungen und Nierenversagen ist. Andererseits sind primäre Nierenerkrankungen unterschiedlichster Ursache (z. B. entzündliche) häufig mit einer Hypertonie verbunden. Als nicht medikamentöse Therapie bei Nierenerkrankungen sind vor allen Dingen eine Einschränkung der Kochsalz- und Eiweißzufuhr zu nennen. Bei fortgeschrittener Einschränkung der Nierenfunktion ist auch eine Beschränkung der Kaliumzufuhr notwendig. Dies ist auch bei den Rezeptvorschlägen zu beachten.

Gefäßerkrankungen

Die Verkalkung der Blutgefäße *(Arteriosklerose)* generell und in den verschiedenen Organen, ist die eigentliche Ursache für die meisten Fälle von Schlaganfall, Herzinfarkt, Raucherbein oder Nierenversagen. Ursache sind die bereits mehrfach angesprochenen Risikofaktoren Rauchen, Hypertonie, Fett- und Zuckerstoffwechselstörungen.

Bluthochdruck in der Schwangerschaft

Hoher Blutdruck in der Schwangerschaft ist ein Risiko für Mutter und Kind und muß unbedingt behandelt werden. Die Ursache ist meistens eine vorbestehende essentielle Hypertonie, oder eine besondere Erkrankung in der Schwangerschaft, die mit einer Blutdruckerhöhung verbunden ist *(EPH-Gestose, Eklampsie)*. Der Blutdruck darf in der Schwangerschaft Werte von 140/90 mmHg nicht übersteigen. Neben der medikamentösen Therapie (vorwiegend mit Betablockern und alpha-Methyldopa), die nachgewiesenermaßen kein Risiko für Mutter und Kind bedeutet, sondern im Gegenteil von großem Nutzen ist, kommt der nicht medikamentösen Therapie eine wichtige Rolle zu: Vermeidung einer zu starken Gewichtszunahme, körperliche Schonung und Ruhe.

- *Regelmäßige Blutdruckkontrollen in der Schwangerschaft*
- *Der Blutdruck darf 140/90 mmHg nicht übersteigen*

Frauen mit Hypertonie sollten zur Schwangerschaftsverhütung keine Hormone (»Antibabypille«) nehmen, da diese zur Blutdrucksteigerung führen kann

Sexualität und Bluthochdruck

Den Sexualfunktionsstörungen von Hypertonikern wurde in der Vergangenheit zuwenig Aufmerksamkeit geschenkt. Man weiß heute, daß unabhängig von der medikamentösen Therapie, Hypertoniker häufiger Sexualfunktionsstörungen haben, als Menschen mit normalem Blutdruck. Die Störungen können sich sehr vielfältig äußern, z. B. vermindertes sexuelles Verlangen (Libido), oder Abnahme der sexuellen Kraft (Potenz). Die genaue Rolle des hohen Blutdruckes bei diesen Störungen ist nicht bekannt. Darüberhinaus können blutdrucksenkende Medikamente in unterschiedlicher Weise die Sexualfunktionen beeinträchtigen. Dies betrifft nicht alle Patienten, und ist bei den verschiedenen Medikamenten unterschiedlich stark ausgeprägt. Das sollten für die betroffenen Patienten gewichtige Gründe sein, die Blutdrucksenkung ohne Medikamente in den Vordergrund zu stellen.

Welche Bedeutung hat niedriger Blutdruck?

Niedriger Blutdruck kann zwar gelegentlich unangenehm sein, wenn er zu Schwindel beim Aufstehen oder nach dem Bücken führt, ist aber keine Erkrankung und führt im Gegensatz zu hohem Blutdruck zu keiner Einschränkung der Lebenserwartung. Eine medikamentöse Therapie zur Anhebung des Blutdrucks ist nur in schweren Fällen über einen begrenzten Zeitraum vertretbar.

Behandelte Hypertoniker haben nur extrem selten einen zu niedrigen Blutdruck, der zu Beschwerden führt. Das Ziel der Hochdruckbehandlung ist ja eben ein niedrigerer Blutdruck. Die Blutdrucksenkung zu Beginn einer Therapie kann zunächst subjektive Beschwerden bereiten, die meistens verschwinden, wenn sich der Patient an den niedrigeren, gesunden Blutdruck gewöhnt hat. Auf keinen Fall sollte der Hypertoniker bei niedrigem Blutdruck selbständig seine Therapie ändern!

Einige Hochdruckmedikamente können besonders zu Beginn der Therapie zu stärkerem Blutdruckabfall im Stehen führen und Schwindel hervorrufen. Dies ist meist durch körperliche Bewegung zu durchbrechen. Ist der Schwindel beim Aufrichten sehr stark ausgeprägt, empfiehlt es sich, nur langsam und »etappenweise« aufzustehen, z. B. zunächst im Bett aufsitzen und erst nach einer kurzen Pause aufzustehen.

Behandlung

Wie beginne ich meinen Blutdruck zu senken?

»Wissen ist Macht«! Dies gilt auch für den hohen Blutdruck und seine Behandlung. Je mehr Sie über die Hypertonie wissen, um so mehr werden Sie in die Lage versetzt, damit umzugehen. Finden Sie heraus, welche Punkte in den Kapiteln »Ursachen« (S. 12) und »Behandlung« für Sie am ehesten zutreffen. Bedenken Sie, daß wir gerade die wichtigsten Dinge immer wieder versuchen zu umgehen. Seien Sie ehrlich sich selbst gegenüber. Versuchen Sie nicht, alles auf einmal anzupacken und zu lösen! Wenn Sie übergewichtig sind, setzen Sie sich ein Ziel: z. B. 7 kg im nächsten halben Jahr abzunehmen. Sind Sie Raucher, sollten Sie sich vielleicht zunächst nur mit dem Ablösen von der Zigarette beschäftigen; Rauchen aufzuhören ist augenblicklich »in« und wird daher gesellschaftlich unterstützt. Auch Sport und Schlanksein ist gesellschaftlich hoch angesehen. Sie müssen aber trotzdem davon ausgehen, daß Sie in Ihren Bestrebungen selbst aktiv etwas für ihre Hypertonie zu tun, nicht immer von der Familie, vom Partner oder von den Freunden unterstützt werden. Wenn es Ihnen trotzdem wichtig genug ist, endlich die Belange um Ihre Gesundheit selbst anzupacken, so machen Sie als nächstes auch ihrer Umgebung deutlich, wie ernst es Ihnen ist: wenn Sie sich selbst ernst nehmen, wird man Sie und Ihre Bemühungen auch ernst nehmen. Falls nötig, bitten Sie ihren Partner oder Ihre Familie um Unterstützung und Solidarität. Machen Sie, wenn es geht, gemeinsame Pläne, z. B. zur Ernährung. Zu Hause sollte ohne Salz gekocht werden; die Nicht-Hypertoniker in der Familie können ihre Speisen je nach Geschmack nachsalzen.

Vielleicht ist aber auch z. B. das Erlernen und Durchführen der Blutdruckselbstmessung ein guter Start für Sie!

Setzen Sie sich keine unrealistischen Ziele
Fangen Sie zunächst mit einer Maßnahme an
Finden Sie ihre persönliche Schwachstelle(n)
Bitten Sie um Unterstützung und Solidarität
Lassen Sie den Blutdruck kontrollieren oder
Fangen Sie mit der Selbstmessung an

Dicke haben es schwer!

Wir wissen heute, daß Übergewicht sehr oft erblich ist und nicht immer nur etwas mit zuviel Essen zu tun hat. Lange Zeit hat die Medizin Übergewicht als reines »Bilanzproblem« gesehen; je mehr oben reinkommt, um so dicker wird die Fettschicht. Wenn es so wäre, würden Dicke immer weiter zunehmen, und abnehmen wäre einfacher als es in Wirklichkeit ist. Deswegen fühlen Dicke sich so oft mißverstanden und als Leugner bloßgestellt, wenn man ihnen nicht glaubt, daß sie ja eigentlich gar nicht viel essen. Dieses »nicht viel« reicht aber meist aus, bei Dicken das Gewicht zu halten, bzw. sogar etwas zu steigern. Wenn Dicke abnehmen wollen, müssen sie ihre Kalorienzufuhr zunächst weitaus stärker einschränken als Dünne, die mal ein paar Pfunde los werden wollen. Die bessere »Futterverwertung« der Dicken basiert auf einer veränderten Wärmebildung und Wärmeregulation. Diese »bessere« Wärmeausnutzung bei den Dicken führt dazu, daß sie schon »vom Hinschauen Speck ansetzen«. Der Energieumsatz der Dicken ist geringer als bei Normalgewichtigen, die Fettablagerung aber ist erhöht. Diese Stoffwechselstörung kann jedoch keine Entschuldigung für zu vieles Essen sein. Zu viel Essen ist sehr häufig anerzogen, z. B. durch schlechtes Beispiel in »dicken Familien«. Zu viel Essen kann auch eine Streßreaktion sein, oder ein Ausdruck von Depression, Unzufriedenheit oder Alleinsein.

Wenn Dicke wirklich abnehmen wollen, so geht dies nur zunächst mit einer deutlichen Einschränkung der Kalorienzufuhr (s. S. 41) und dauerhafter Änderung des Eßverhaltens. Kurze Diäten sind schädlich und bewirken langfristig eine Gewichtszunahme!

Dicke haben oft eine Stoffwechselstörung
Zuviel essen kann viele Gründe haben
Dicke müssen ihr Eßverhalten ändern

Warum Diäten gefährlich sind!

Viele Patienten haben es schmerzlich am eigenen Leibe erfahren: mit jeder neuen Diät wird es schwerer abzunehmen. Dies hat handfeste Gründe. Die kurzen Diäten mit den schnellen Erfolgen, die insbesondere in der Boulevard- und Laienpresse angeboten werden, sind meistens ernährungsmäßig sehr unausgewogen, und erinnern unseren Organismus an Notzeiten. In der Menschheitsgeschichte hat es immer wieder Notzeiten gegeben, auf die der Körper sehr sinnvoll reagiert hat: er drosselte den Energiebedarf. Dieser für Notzeiten sehr wichtige Mechanismus setzt auch bei den meisten Diäten ein. Unser Organismus weiß ja nicht, daß wir nur eine Diät durchführen und keine Hungersnot besteht. Wird nach dem Ende der Diät wieder normal gegessen, so setzt der Körper, der noch auf Sparflamme arbeitet, um so mehr Fett an. Wird in dieser Phase der Energiebedarf nicht erhöht, z. B. durch körperliche Betätigung, so sind sehr schnell mehr Pfunde als vorher auf der Waage. Neuere Untersuchungen zeigen, daß mehrere Diäten die Stoffwechsellage der Dicken tatsächlich verschlimmern können, und damit eine dauerhafte Gewichtsreduktion immer schwieriger wird. Daher sind diese Art von Diäten als gefährlich zu bezeichnen und abzulehnen.

– *Abnehmen geht dauerhaft nur durch ein verändertes Eßverhalten.*

Gewichtsabnahme, aber wie?

Machen Sie sich zunächst einmal bewußt, wieviel Sie wirklich essen und trinken. Schreiben Sie für eine Woche alle Speisen und Getränke (einschließlich Alkohol) mit Mengenangabe auf und vergleichen Sie Ihren Speiseplan mit dem Ernährungsplan auf Seite 95ff. Wollen Sie Gewicht abnehmen, müssen Sie zunächst Ihre Kalorienzahl drosseln. Als Anleitung hierfür können Sie die Rezeptvorschläge (S. 95ff) benutzen.

Die langfristige Änderung des Eßverhaltens erreichen Sie durch Beachtung einiger wesentlicher Punkte. Die Anleitungen hierzu sind einem speziellen Programm für übergewichtige Hypertoniker entnommen (nach H.-P. Basler, Marburg).

Tägliche Gewichtskontrolle!

1. Stellen Sie sich folgende Fragen:
Welches sind meine Beweggründe für eine Gewichtsabnahme?
warum will ich abnehmen?
welche Vorteile hat »Schlanksein« für mich?
welche Nachteile hat »Dicksein« für mich?
woran merke ich, daß ich zu dick bin?

2. Registrieren Sie ihre Verführungs-Situationen:
- wie häufig habe ich in der letzten Woche gegessen, weil ...
- mir das Wochenende zu lang geworden ist ....
- ich erregt war ....
- ich Langeweile hatte ....
- ich andere essen gesehen habe ....

- mir etwas angeboten wurde ....
- ich der Werbung auf den Leim gegangen bin ....
- ich zur Betriebsfeier eingeladen war ....
- ich anderen nicht zeigen wollte, daß ich gerade abnehme ....
- es so gut gerochen hat ....
- ich mal abschmecken wollte ....
- ich nur mal probieren wollte ....
- ich den kleinen Rest nicht wegwerfen wollte ....
- ich eine Mahlzeit ausgelassen habe und furchtbaren Hunger bekam ....
- ich für andere ein Essen zubereitet habe und auch mitessen wollte .
- mein(e) Mann/Frau von der Arbeit kam und auch gegessen hat ...
- ich für andere, z. B. Kinder, Süßigkeiten gekauft habe und auch probierte ....
- ich schon lange keine Torte mehr gegessen habe ....
- ich schon lange nicht mehr im Restaurant war ....
- ich Hunger hatte ....
- ich sowieso schon zuviel gegessen hatte ....
- ich zu viel zu tun hatte ....
- ich ....
- ich ....
- ich ....
- ich ....

Sie werden beim Nachdenken und Beantworten der Fragen sehr schnell merken, wie groß die Palette der Entschuldigungen ist, und wie wichtig es ist, konzentriert vorzugehen.

Jedes Kilo weniger senkt den Blutdruck und spart Medikamente

Aus den folgenden Eßregeln sollten Sie sich diejenigen aussuchen, die ganz speziell für Sie geeignet sind. Auch hier gilt: Sie müssen nicht alle 20 Regeln allesamt und sofort befolgen.

1. *Ich verteile meine tägliche Nahrungsmenge auf 4 bis 6 Mahlzeiten*
2. *Ich verteile meine Mahlzeiten so, daß ich alle 2 bis 2½ Stunden etwas essen kann*
3. *Ich suche je Lebensbereich einen festen Eßplatz. Ich darf nur noch hier essen.*
4. *Ich orientiere mich an ca. 1500 (Frauen an 1200) Kalorien in den ersten Wochen des Trainings.*
5. *Ich esse, wenn möglich, alleine.*

6. *Ich löse alle Nahrungsmittel- und Genußmitteldepots in meiner Wohnung auf. Ich bewahre alle Lebensmittel nur noch an einem Ort auf!*
7. *Ich unterlasse beim Essen alle Nebentätigkeiten, wie z.B. Radiohören und Zeitunglesen.*
8. *Ich kaue 15mal. Ich nehme den nächsten Bissen erst dann auf mein Besteck, wenn ich den vorigen heruntergeschluckt habe.*
9. *Ich esse nur zu den festgelegten Mahlzeiten.*
10. *Ich verbanne das Salzfaß vom Tisch.*
11. *Ich kaufe nur Nahrungsmittel ein, die vor dem Verzehr zubereitet werden müssen.*
12. *Ich kaufe nie hungrig ein. Ich erstelle eine Einkaufsliste und kaufe nur, was geplant ist.*
13. *Ich überlege mir vor jeder Mahlzeit genau, was und wieviel ich essen will. Ich darf während und nach der Mahlzeit nichts nachnehmen.*
14. *Ich spare vor Einladungen ca. 500 Kalorien ein.*
15. *Ich lasse in Kantinen und Restaurants einen »Anstandsrest« auf dem Teller.*
16. *Ich esse bei Einladungen besonders langsam (d.h. ich nehme besonders kleine Bissen, ich mache häufig Pause, ich kaue besonders langsam).*
17. *Ich entspanne mich vor dem Essen. Ich esse nie, wenn ich unter Zeitdruck stehe.*
18. *Ich richte alle Speisen appetitlich auf möglichst kleinen Tellern an, so daß es »nach mehr« aussieht.*
19. *Ich räume nach dem Essen Reste und Geschirr sofort weg.*
20. *Ich bitte meine Familienangehörigen und Freunde um Unterstützung.*

Kalorien reduzieren!

Eine Gewichtsabnahme ist grundsätzlich nur dann möglich, wenn die Energiezufuhr (Kalorien) geringer ist als der Energieverbrauch bzw. -bedarf. Der Energiebedarf bei leichtarbeitenden Menschen über 40 Jahren liegt bei etwa 30 Kalorien pro Kilogramm Normalgewicht (Körpergröße in cm – 100): bei einer Körpergröße von 175 cm liegt das Normalgewicht bei etwa 75 kg. Der Energiebedarf entspricht in etwa 75 × 30 = 2250 Kalorien pro Tag. Ein übergewichtiger Hypertoniker wiegt bei gleicher Körpergröße z.B. 85 kg. Um die überflüssigen Pfunde abzunehmen, muß er täglich mindestens ein Drittel weniger Kalorien mit der Nahrung aufnehmen, als er mit Normalgewicht benötigen würde. Verringert er die tägliche Energiezufuhr auf etwa 1500 Kalorien, so wird der Körper dazu gezwungen, sich die restlichen benötigten 750 Kalorien aus eigenen Fettreserven zu holen.

Wiegt eine übergewichtige Hypertonikerin bei einer Körpergröße von 160 cm z. B. 70 kg, so nimmt sie ab bei einer Kalorienzufuhr von 1200: beim Normalgewicht wäre der tägliche Energiebedarf 160 cm − 100 = 60; 60 × 30 = 1800 Kalorien. Der Körper würde sich also bei einer Zufuhr von nur 1200 Kalorien die restlichen 600 Kalorien aus dem gespeicherten Körperfett holen.

Gewichtsabnahme braucht Zeit. Um ein Kilogramm Körperfett abzubauen, müssen insgesamt 7000 Kalorien eingespart werden. Bei einer täglichen Ersparnis von 750 bzw. 600 Kalorien, wie in unseren Beispielen, ist dies in etwa einer Woche zu erreichen.

Die Dauer der Reduktionsdiät sollte von dem Ausmaß des Übergewichts abhängig gemacht werden.

Beispiele für eine richtige, ausgewogene Reduktionsdiät mit 1200 bzw. 1500 Kalorien, die speziell für Hypertoniker entwickelt wurde, sind auf S. 89 bis 143 zu finden.

Weniger Kochsalz

Für die Ernährung bei Bluthochdruck ist der Kochsalzgehalt (Natriumgehalt) der Kost entscheidend. Um die tägliche Natriumzufuhr einzuschränken, ist eine »kochsalzarme« Ernährung notwendig. Hierbei sind 3 bis 5 Gramm Kochsalz (entsprechend 1200 bis 2000 mg Natrium) pro Tag erlaubt (s. S. 13 f).

Die Empfehlungen für eine kochsalzarme Ernährung haben wenig Aussicht auf Erfolg, solange man nur auf das »sichtbare« Kochsalz verzichtet, die wichtigste Kochsalzquelle, nämlich die industriell verarbeiteten und vorgefertigten Lebensmittel, jedoch außer Acht läßt.

Daß allgemein zu viel Kochsalz (10 bis 15 Gramm pro Tag) aufgenommen wird, liegt am wenigsten am Salzstreuer. Im Haushalt werden für die Zubereitung von Speisen sowie für das Zusalzen am Tisch nur etwa 1 bis 2 Gramm Kochsalz verbraucht. Der überwiegende Teil wird in verborgener Form mit industriell hergestellten Lebensmitteln verzehrt. Mit Abstand an erster Stelle stehen die »Grundnahrungsmittel«: Brot und Backwaren, sowie Fleisch- und Wurstwaren.

Bei der **industriellen Herstellung** von Lebensmitteln wird Kochsalz nicht nur aus geschmacklichen Gründen zugesetzt. Kochsalz findet auch als Konservierungsmittel, zum Beispiel bei Dosengemüse, Fleisch-, Wurst- und Fisch-Dauerware, sowie als technologischer Hilfsstoff, zum Beispiel zur Teiglockerung bei Brot und Backwaren oder zur Wasserbindung bei der Wurstherstellung vielfach Anwendung. Darüberhinaus werden zahlreiche Natriumsalze als Hilfsmittel und Zusatzstoffe eingesetzt, die nicht salzig schmecken. Zum Beispiel: Natriumnitrit und -nitrat zum Pökeln von Fleisch-, Fisch- und Wurstwaren, Natriumphosphate als Schmelzsalz bei der Herstellung von Schmelzkäse, Natriumalginat als Dickungsmittel für Speiseeis, Fertigpuddings, Suppen und Saucen, Natriumglutamat als Geschmacksverstärker und viele andere mehr.

Kochsalz- und Natriumgehalt industriell hergestellter Lebensmittel: siehe Seite 145.

Alle naturbelassenen Lebensmittel, die die Industrie weiter verarbeitet, gibt es im Handel auch im unverarbeiteten Zustand. Diese sind **kochsalzfrei.** Ihr natürlicher Gehalt an Natrium ist bis auf einige Ausnahmen (Innereien, Hummer, Krebse, Muscheln) gering: siehe Natriumgehalt frischer Lebensmittel, Tab. 2).

Schonende Zubereitung naturbelassener Lebensmittel hat zusätzlich auch den Vorteil, daß alle wichtigen Nähr- und Wirkstoffe weitgehend erhalten bleiben. Die Kost ist vollwertig, weil sie mehr Vitamine, Mineralstoffe, Spurenelemente und Ballaststoffe enthält.

Tips zur richtigen Zubereitung der Lebensmittel: siehe Seiten 81, 85. Die Rezeptvorschläge (Seiten 89 bis 143) sind nach einem niedrigen Natriumgehalt ausgerichtet!

Natriumarme, diätetische Lebensmittel: siehe Seite 149.

Mineralwässer haben einen sehr unterschiedlichen Kochsalzgehalt. Auch hier ist nach heutigem Kenntnisstand in erster Linie die Menge an Natrium für den Blutdruck maßgeblich. Die deutsche Liga zur Bekämpfung des hohen Blutdruckes (s. S. 163) empfiehlt die Verwendung natriumarmer **Mineralwässer: unter 100 mg Natrium/Liter (kg).**

Gemüsesäfte: Besonders interessant für Hochdruckkranke ist, daß es nach der Änderung der lebensmittelrechtlichen Vorschriften die vertraute Bezeichnung »natriumarm« bzw. »kochsalzarm« für Gemüsesäfte nicht mehr geben wird. Die Höchstwerte für natriumarme Getränke wurden von 120 mg auf 2 mg Natrium pro 100 ml herabgesetzt! Begründet wird dies mit allgemein höheren Verzehrsmengen bei flüssigen Lebensmitteln. Da Gemüsesäfte von Natur aus zwar zum größten Teil einen geringen, jedoch einen höheren Natriumgehalt als 2 mg pro 100 ml aufweisen, ist es nicht möglich, diese gesetzliche Anforderung zu erfüllen. Als Orientierungshilfe bleibt zukünftig die Kennzeichnung »ohne Salzzusatz«. Von dieser Änderung der Kennzeichnung flüssiger Lebensmittel wurden Mineralwässer ausgenommen. Sie dürfen nach wie vor als »natriumarm« deklariert werden, wenn der Natriumgehalt von 20 mg je Liter nicht überschritten wird.

Würzen statt salzen

Frische, getrocknete oder tiefgefrorene Küchenkräuter bringen Abwechslung im Geschmack. Bei reichlicher Verwendung erhöhen sie zusätzlich den Vitamin- und Mineralstoffgehalt der Kost. Im Gegensatz zu Gewürzsalz und Gewürzmischungen (Sellerie-, Knoblauch-, Zwiebelsalz, Fleisch-, Fisch-, Geflügel-Gewürze) sind einzelne Gewürze salzfrei: Sellerie-, Pilz-, Senf-, Knoblauch-, Zwiebelpulver, Koriander, Kreuzkümmel, Kümmel, Lorbeer, Muskat, Nelken, Paprika, Pfeffer, Piment, Safran, Senfkörner, Wacholder, Zimt . . .

Kräuter- und Gewürztabelle siehe Seite 153 ff.

Gesunde Ernährung bei hohem Blutdruck

- *Normalisierung des Körpergewichts*
- *Einschränkung der Kochsalzzufuhr*
- *Erhöhung der Kaliumzufuhr*
- *Einschränkung des Alkoholkonsums*
- *Erhöhung der Ballaststoffzufuhr*
- *Einschränkung der Zufuhr tierischer Fette*
- *Erhöhung der Zufuhr von Fisch und pflanzlichen Ölen*

Streß-Bewältigung

Als Voraussetzung zur Streß-Bewältigung müssen die Streß-Auslöser *(Stressoren)* erkannt und die Streß-Reaktionen verstanden werden. Unser Körper macht sich bei körperlicher, aber auch bei psychischer und seelischer Überlastung bemerkbar. Die Überlastungsreaktionen (Herzklopfen, Herzstechen, Schwitzen, Bauchschmerzen, Kopfschmerzen) sind körperliche Warnsignale an uns: **Halt ein!**

Blutdrucksteigerung ist eine Streß-Reaktion, die nicht oder nur sehr schwer wahrgenommen wird, aber bei Hypertonikern sehr häufig ist. Der Hypertoniker sollte daher auf weitere Reaktionen achten (siehe oben), die sich auch im äußeren Verhalten zeigen können, z. B. nervöses Trommeln mit den Fingern, Wippen mit den Beinen, Klopfen mit einem Kugelschreiber, hektischer Gang usw. Wird diesen Verhaltensweisen vermehrt Aufmerksamkeit geschenkt, ist ein wichtiger Schritt getan: **Denk nach!**

Welche Situation hat zu diesen Reaktionen bei mir geführt?
Wie waren meine Gedanken, mein inneres Selbstgespräch?

Es ist nicht die Situation selbst oder der äußere Anlaß, die zum Streß führen, sondern unsere Interpretation und Beurteilung führen zu Verhaltensweisen, Gefühlen, Streß-Reaktionen. Haben Sie die Situation und ihre Reaktion hierauf erkannt, achten Sie auf Ihr inneres Selbstgespräch: z. B. »schon wieder dieser Ärger«, »das schaffe ich nie«, »was soll ich jetzt tun?«, »was wird jetzt von mir erwartet?« usw. Diese Gedanken laufen automatisch ab. Sie müssen aber ins Bewußtsein gerufen und angeschaut werden. Wenn die Gedanken bewußt werden, können sie kontrolliert werden. Dies ist Voraussetzung für eine positive Auseinandersetzung mit der Situation und für eine gezielte Entspannung!

Streßauslösende Gedanken und Selbstgespräche frühzeitig erkennen und unterbrechen.
Angenehme Gedanken und Gefühle bewußt hervorrufen.
Gezielte Gelassenheit und Entspannung in dieser Situation

Entspannung – wie geht das?

Entspannung kann man lernen. Ziel der verschiedenen Entspannungstechniken ist es, insgesamt entspannter und gelassener zu werden, um auch in akuten Situationen (siehe oben) entspannt und nicht gestreßt reagieren zu können. Für Entspannung muß man sich Zeit nehmen. Man muß es sich bequem machen und sich von äußeren Einflüssen (Telefon, Fernsehen, Termine) abschirmen. Eine Reihe verschiedenster Entspannungsverfahren hat eine blutdrucksenkende Wirkung. Die Auswahl der Entspannungstechnik richtet sich einerseits nach dem entsprechenden örtlichen Angebot und andererseits nach den persönlichen Vorstellungen und Erwartungen. Hier soll deshalb nur kurz jeweils auf das Prinzip der verschiedenen Entspannungsverfahren hingewiesen werden.

Die meisten Entspannungsverfahren können einzeln oder in Gruppen durchgeführt werden. Oft werden sie in Gruppen erlernt, z. B. in

Volkshochschulkursen, Gesundheitszentren usw. und können dann selbständig allein weiter angewandt werden.

Welchen Einfluß hat Entspannung auf den Blutdruck? Die Frage ist schwer zu beantworten, da es im Vergleich zur medikamentösen Behandlung, zur Gewichtsreduktion oder salzarmen Ernährung nur wenige klinische Studien über einen längeren Zeitraum gibt. Aber sie können die Wirkung auf den Blutdruck durch die Selbstmessung direkt erfahren, genauso wie bei allen anderen medikamentösen und nicht medikamentösen Maßnahmen:

- *Kontrollieren Sie Ihren Blutdruck vor und nach der Entspannung*

Wenn Sie bisher den Blutdruck nicht selbst messen, ist dies eine gute Gelegenheit damit zu beginnen.

Autogenes Training

Autogenes Training kann am besten mit: *selbstgestaltete, wiederholte Entspannungsübung* übersetzt werden. Damit kommt zum Ausdruck, daß die Entspannung einerseits durch Selbstanweisung erfolgt, und andererseits regelmäßig wiederholt werden sollte. Die Technik des autogenen Trainings ist am einfachsten unter Anweisung in einem entsprechenden Kurs zu erlernen, und kann dann selbständig weiter betrieben werden. Das autogene Training wird zur unterstützenden Behandlung der verschiedensten Erkrankungen eingesetzt. Es kann je nach Bedarf auf bestimmte Organsysteme abgestimmt werden.

Progressive Muskelrelaxation (nach Rogers)

Der Sinn der progressiven Muskelrelaxation *(fortschreitende Muskelentspannung)* ist das Erleben von Anspannung und Entspannung, des Wechsels von Druck und Druckentlastung. Die Technik besteht darin, daß nacheinander sämtliche Muskelgruppen des Körpers vom Kopf bis zu den Zehen bewußt angespannt und wieder entspannt werden. Dies geschieht in einem gleichmäßigen Rhythmus in bequemer sitzender Stellung mit geschlossenen Augen. Die Technik ist relativ einfach erlernbar.

Yoga oder Meditation?

Yoga oder Meditation zum Zweck der Entspannung werden von Menschen bevorzugt, die sich für einen religiös-philosophischen Hintergrund interessieren. Da bei Yoga statische Übungen (siehe Seite 57) durchgeführt werden, kann es zu Blutdrucksteigerungen kommen. Yoga ist daher als nicht geeignetes Entspannungsverfahren zu bezeichnen. Meditationen werden hingegen meistens ohne besondere Körperhaltungen durchgeführt und dienen so auch der körperlichen Entspannung. Es gibt zwar auch hier Hilfen zur Selbstanleitung, geeigneter ist aber sicher, sich von einem Lehrer/einer Lehrerin einweisen zu lassen.

Die Bedeutung der Atmung

Die einfachste Entspannung geht über bewußtes Atmen! Achten Sie mehrfach am Tag auf Ihre Atmung! Halte ich den Atem in bedrohlichen und unangenehmen Situationen an? Atme ich tief oder oberflächlich? Die Atmung passiert automatisch, aber sie ist auch willentlich beeinflußbar. Um tief und bewußt durchzuatmen, braucht keine Tätigkeit unterbrochen zu werden; man braucht keinen bestimmten Platz und es geht in jeder Körperposition. Ziel der bewußten Atmung ist ein regelmäßiger Ein- und Ausatemstrom z. B. mit einem Rhythmus von 5 bis 7 Sekunden für das Einatmen und ebenfalls für das Ausatmen.

Was ist Biofeedback?

Biofeedback heißt Rückmeldung biologischer (oder physiologischer) Reaktionen an den Patienten. Dies geschieht meistens mit Hilfe von Apparaturen, z. B. kann die Atemtiefe und Atemfrequenz über ein optisches oder akustisches Signal (Lichtanzeige oder Ton) dem Patienten mitgeteilt werden. Dies versetzt den Patienten in die Lage, die Körperfunktionen in Richtung auf eine Entspannung hinzusteuern. So gelingt es auch, Körperreaktionen zu beeinflussen, die normalerweise keiner direkten, bewußten Kontrolle unterliegen, wie zum Beispiel der Blutdruck. Die direkte Rückmeldung des Blutdruckes ist nur mit sehr aufwendigen Verfahren und Apparaturen möglich. Man weiß aber, daß der Blutdruck über andere vegetative *(vom autonomen Nervensystem gesteuerte)* Funktionen, wie z. B. der Herzschlagfolge oder dem elektrischen Hautwiderstand beeinflußbar ist. Biofeedback-Verfahren werden nur in speziellen Kliniken (meist psychosomatischen Kliniken) oder in spezialisierten Praxen angeboten.

Erholung, Schlaf, Urlaub, Kur, Hobbies

Zur allgemeinen Entspannung für den Hypertoniker gehören ausreichend Schlaf, erholsamer Urlaub und entspannende Nebenbeschäftigungen, z. B. Hobbies. Spezielle Kuren für Hypertoniker sind nur dann sinnvoll, wenn gleichzeitig Entspannungsverfahren angeboten und erlernt werden, oder wenn die Gewichtsabnahme und richtige Ernährung erlernt werden. Wichtig ist, im Urlaub oder in der Kur eine vom Hausarzt eingeleitete medikamentöse Therapie nicht selbständig zu ändern. Reden Sie vorher mit Ihrem Hausarzt darüber.

Hobbies können nicht nur entspannend sein, sondern wenn sie wettbewerbsmäßig betrieben werden, ebenfalls zu Streß führen. Suchen Sie sich daher eine sinnvolle Beschäftigung, bei der Konkurrenz und Wettstreit nichts zu suchen haben. Wenn Sie gleichzeitig etwas für die vielfach bedrohte Natur tun wollen, ist z. B. Gartenarbeit, Bäume und Sträucher pflanzen und pflegen eine sinnvolle Tätigkeit.

Knoblauch und Mistel

Neben vielen anderen gesundheitsfördernden Eigenschaften werden dem Knoblauch und der Mistel auch eine blutdrucksenkende Wirkung nachgesagt. Wie ausgeprägt und häufig diese Wirkung ist, wurde allerdings bisher in keinen klinischen Studien untersucht. Auch herrscht keine Klarheit darüber, in welcher Form diese pflanzliche Therapie betrieben werden sollte (Knoblauch frisch oder Knoblauchpillen?). Unklarheit herrscht auch bezüglich der Dosierung.

Wenn es zu einer deutlichen Blutdrucksenkung kommt, ist dies durch Selbstmessung relativ einfach überprüfbar.

Die Einnahme von Mistel wird als Tee empfohlen: Mistel mit kaltem Wasser übergießen, und nach ca. 10 Stunden abseihen.

Vom Ginseng sind keine blutdrucksenkenden Wirkungen bekannt. Im Gegenteil, große Mengen Ginseng können neben anderen »Vergiftungserscheinungen« auch zur Blutdrucksteigerung führen. Auch bei pflanzlichen Präparaten ist die richtige Dosis entscheidend!

Zu anderen pflanzlichen Präparaten, die in Tablettenform zur Blutdrucksenkung angeboten werden (z. B. Ascoviscum) liegen keine kontrollierten Untersuchungen vor.

Medikamentöse Behandlung

Eine medikamentöse Hypertonie-Behandlung ist in vielen Fällen unumgänglich. Die medikamentöse Behandlung sollte aber immer von nicht medikamentösen Therapiemaßnahmen begleitet werden; dadurch können die Anzahl der benötigten Medikamente und damit die medikamentösen Nebenwirkungen verringert werden. Es stehen heute eine Vielzahl von gut wirksamen Medikamenten zur Blutdrucksenkung zur Verfügung. Der Arzt wird soweit möglich ein für Sie geeignetes Präparat aussuchen. Nicht alle Medikamente wirken bei allen Hypertonikern gleich gut blutdrucksenkend. Die Wirkung ist aber im einzelnen nicht vorauszusehen. Es ist daher unvermeidlich, daß gelegentlich mehrere verschiedene Medikamente ausprobiert werden müssen, um eine befriedigende Blutdrucksenkung zu erzielen. Hierbei ist aber wichtig, daß sich Arzt und Patient Zeit lassen. Nur in wenigen Fällen ist eine sofortige starke Blutdrucksenkung erforderlich. In der überwiegenden Mehrzahl der Fälle kann man sich mit der Blutdrucksenkung Zeit lassen, d. h. eine Änderung der Therapie sollte nicht zu schnell erfolgen. Die maximale Wirkung der meisten Blutdruck-Medikamente ist erst nach 3 bis 4 Wochen erreicht. Es ist heute auch üblich, zunächst mit nur geringen Mengen (Dosis) eines Medikamentes zu beginnen, um dann allmählich bei unzureichendem Ansprechen des Blutdruckes die Dosis zu steigern: auch das braucht seine Zeit.

Erfahrungen aus Studien

Klinische Untersuchungen an sehr vielen Patienten *(Studien)* mit hohem Blutdruck haben gezeigt, daß durch eine medikamentöse Behandlung die Lebenserwartung der Hypertoniker wieder ansteigt (S. 8) und gefährliche Blutdruckfolgen (S. 8f) verhindert werden können. Die besten Daten liegen für Patienten mit mittelschwerer bis schwerer Hypertonie (S. 10) vor, während die Daten für die milde Hypertonie nicht so eindrucksvoll sind. Daher wird die nicht medikamentöse Therapie gerade zur Behandlung der milden Hypertonie empfohlen. Da bei der milden Hypertonie vergleichsweise nur geringe Blutdruckerhöhungen vorliegen, ist mit den nicht medikamentösen Maßnahmen oft eine Normalisierung erreichbar und damit eine medikamentöse Therapie überflüssig. Dies geht auch aus Studien hervor, die mit nicht medikamentösen Therapien, insbesondere der Gewichtsreduktion und salzarmen Ernährung durchgeführt wurden. Bei der mittelschweren und schweren Hypertonie sollte die nicht medikamentöse Therapie immer als Begleittherapie die medikamentöse Therapie unterstützen.

Der Umgang mit den Nebenwirkungen

Als Nebenwirkungen bezeichnet man unerwünschte Begleitwirkungen der Medikamente. Hiervon zu unterscheiden sind die Wirkungen der Blutdrucksenkung an sich auf den Organismus, unabhängig von einem bestimmten Medikament. Jede medikamentöse Blutdrucksenkung kann anfangs zu unangenehmen Begleiterscheinungen führen (z. B. Schwindel, Abgeschlagenheit), die darauf zurückzuführen sind, daß der Organismus an einen hohen Blutdruck gewöhnt ist und sich erst auf den niedrigeren Druck einstellen muß. Dies geschieht in der Regel sehr schnell, d. h. innerhalb von Tagen bis maximal 2 bis 3 Wochen. Dieser Zeitraum gilt auch für andere unangenehme Nebenwirkungen, z. B. Übelkeit, die bei allen Blutdruck-Medikamenten auftreten kann. Generell ist zu sagen, daß alle subjektiv unangenehmen Medikamenten-Nebenwirkungen meistens harmlos sind und nach einer Anfangsphase verschwinden. Bevor Sie daher selbständig wegen Nebenwirkungen die Therapie abbrechen, sollten Sie unbedingt Ihren Arzt verständigen und ihm über Ihre Beschwerden berichten. Die potentiell gefährlichen Nebenwirkungen werden vom Arzt regelmäßig durch Blut- und Urinuntersuchungen bzw. ein Elektrokardiogramm überwacht. Siehe auch S. 35 (Sexualfunktion) und S. 36 (niedriger Blutdruck).

Was sagt der »Waschzettel«?

Die Medikamentenbeilage (»Waschzettel«) wird bei neueren Medikamenten vergleichsweise immer umfangreicher und »abschreckender« bezüglich der Vorsichtsmaßnahmen und Nebenwirkungen. Dies beruht nicht primär auf der Tatsache, daß die neueren Medikamente soviel gefährlicher sind als die bereits seit langem zugelassenen Substanzen, sondern ist vielmehr dadurch bedingt, daß die Zulassungsbestimmungen und die Auflagen bei neu zuzulassenden Medikamenten immer strenger werden. Leider stehen bei den Nebenwirkungen keine Prozentangaben, so daß viele Patienten nicht eindeutig unterscheiden können, welche harmlose Nebenwirkung vielleicht öfters vorkommt, und welche schwere Nebenwirkung extrem selten ist. Manche Patienten befürchten auch, daß bei ihnen eventuell alle aufgeführten Nebenwirkungen gleichzeitig auftreten könnten. Dies ist selbstverständlich nicht der Fall. Wenn Sie diese Befürchtungen haben, sollten Sie mit Ihrem Arzt darüber reden.

Die 4 Hauptsubstanzen (siehe Tab. 2), die heute in erster Linie zur medikamentösen Blutdrucksenkung empfohlen werden (Diuretika, Beta-

Tab. **2**

Substanzgruppe	Wirkmechanismus	Nebenwirkungen	Bemerkungen
Diuretika	erhöhte Wasser- und Salzausscheidung	Schwäche, Schwindel, evtl. Kalium-, Magnesiumverluste (Muskelkrämpfe) evtl. ungünstig bei Zucker- und Fettstoffwechselstörung Sexualfunktionsstörungen	sehr sichere Medikamente, Langzeiterfahrung, gute Kombinationsmöglichkeit mit anderen Blutdruckmedikamenten, evtl. Kaliumausgleich nötig
Betablocker	Blockt die Katecholaminrezeptoren (Bindungsstellen für die Streßhormone) in verschiedenen Organen (Herz, Niere, und Gefäße)	Schwindel, Pulssenkung, Schwäche bei stärkerer Belastung Kalte Hände und Füße Sexualfunktionsstörungen	sicher, gute Langzeiterfahrung, erfolgreich auch z. B. bei Angina pectoris, Migräne
ACE-Hemmer	Vermindert die Bildung von Angiotensin (Blutdrucksteigerndes Hormon)	Schwindel, selten Hautausschlag, Geschmacksstörungen, Husten	Relativ neu, gute Verträglichkeit, sehr gute Wirkung bei Herzinsuffizienz und Diabetes mit Hypertonie
Kalzium-Blocker	blockiert die blutdrucksteigernde Wirkung von Kalzium an den Blutgefäßen	Schwindel, Wassereinlagerungen, Gesichtsröte, Wärme, Verstopfung	Relativ neu in der Blutdruckbehandlung erfolgreich auch bei Angina pectoris
Alpha-Blocker	Blutdrucksenkung durch Gefäßerweiterung	Herzklopfen, Schwindel, verstopfte Nase Sexualfunktionsstörungen	Kann allein gegeben werden, wird aber oft »kombiniert«, evtl. günstig bei Fettstoffwechselstörungen
Labetalol (Kombination aus Betablocker und alpha-Blocker)			
Dihydralazin	Gefäßerweiterung	Herzklopfen, Kopf-, Magenschmerzen, Fieber	wird gewöhnlich nur in Kombination mit anderen Blutdruckmitteln gegeben

Tab. **2** (Fortsetzung)

Substanzgruppe	Wirkmechanismus	Nebenwirkungen	Bemerkungen
Reserpin Clonidin Guanethidin	U. a. dämpfende zentralnervöse (Gehirn) Wirkung, daher werden diese Substanzen heute nur noch sehr selten eingesetzt; hohe Nebenwirkungsrate. Wegen der Wassereinlagerung müssen sie mit Diuretika kombiniert werden		
alpha-Methyldopa	(siehe Reserpin und Clonidin)		gute Erfahrungen bei Schwangerschaftshypertonie

blocker, Kalzium-Blocker und ACE-Hemmer) sind in ihrer blutdrucksenkenden Wirkung und ihrer Nebenwirkungsrate nicht sehr unterschiedlich.

Wie wirken blutdrucksenkende Medikamente?

Die 4 Substanzklassen im oberen Tabellenteil stehen heute an erster Stelle in der Hochdruckbehandlung – mehr oder weniger gleichberechtigt – nebeneinander. Sie werden sowohl für die Einzeltherapie als auch für die Kombination untereinander, empfohlen (Deutsche und Schweizer Hochdruck-Liga). Die Substanzklassen im unteren Teil der Tabelle werden dagegen erst an 2. bzw. 3. Stelle empfohlen.

Sport

Ist Sport bei Bluthochdruck problematisch?

Jeder Sport, vielleicht mit Ausnahme von Bahnengolf, Boccia oder ähnlichem, läßt den Blutdruck ansteigen. Dabei bestimmen einerseits die Art, der Umfang und die Intensität der körperlichen Belastung, andererseits die psychische Anspannung, ob der Blutdruck mehr oder minder hochschnellt. Der Blutdruckanstieg bei körperlicher Belastung ist also je nach Mischungsverhältnis in einer Sportart sehr verschieden.

Muß ein Hochdruckpatient daher jeden Blutdruckanstieg vermeiden? Abgesehen davon, daß dies gar nicht möglich ist, sollte man diese Frage etwas genauer betrachten. Bei schon in Ruhe deutlich erhöhten Blutdruckwerten sollte man Sportarten mit starken Blutdruckanstiegen meiden. Dies gilt besonders für ältere Patienten, deren Organe und Gefäße unter dem lange bestehenden Bluthochdruck gelitten haben. Wesentlich großzügiger kann man bei jungen Leuten sein, wo man von einer hohen Elastizität der Gefäße ausgehen kann und bei denen noch keine Organschäden vorliegen. Bei nur leicht erhöhten Ruhewerten, oder wenn der Blutdruck nur unter Belastung einen steilen Anstieg aufweist, sind Einschränkungen beim Sport kaum nötig. Trotzdem sollte man auch dann lieber Sportarten vorziehen, die nicht zu exzessiven Blutdruckanstiegen führen.

Da Sport nicht gleich Sport ist und Hochdruckpatient nicht gleich Hochdruckpatient, reichen allgemeine Empfehlungen nicht aus. Es genügt also nicht, Sportarten in geeignete oder ungeeignete einzuteilen, sondern man muß sich schon mit jeder einzelnen Sportart etwas differenzierter auseinandersetzen.

Welcher Hypertoniker darf Sport treiben?

Alle Hypertoniker dürfen Sport treiben! Es ist nur eine Frage, welcher Sport und in welcher Dosis. Selbst Patienten mit sehr hohen Blutdruckwerten (z. B. bei *maligner Hypertonie*), bei denen die Organe Herz, Gehirn und Nieren schon Schaden genommen haben, stehen spezifische Rehabilitationssportprogramme offen. Hier kann sich selbst dieser Patientenkreis unter fachkundiger Anleitung noch gezielt aktivieren.

Ältere Patienten mit lange bestehendem Hochdruck und solche mit schwerer Hypertonie können noch eine Reihe von Ausdauersportarten wie Wandern, Skiwandern, Radeln in der Ebene, Schwimmen o. ä. ausüben.

Auch für die Beweglichkeit und Gelenkigkeit läßt sich noch einiges tun im Rahmen einer funktionellen Gymnastik. Selbst Spiele wie Familytennis, Boccia, Crocket und dergleichen sind möglich. Bei entsprechender sportlicher Vorerfahrung, wenn man aufgrund einer guten Koordination davon ausgehen kann, daß der Anstrengungsgrad niedrig gehalten werden kann, läßt sich der Katalog der Sportarten sogar noch erweitern. Sportarten mit hohem Krafteinsatz und Beanspruchungen auf Schnelligkeit sollten jedoch gemieden werden.

Patienten mit gut eingestelltem Hochdruck *(mittelschwere und vor allem milde Hypertonien)* stehen noch eine ganze Reihe weiterer Sportarten offen. Hier gilt es im wesentlichen, Sportarten mit hohem Kraftanteil zu meiden. Junge Patienten mit labilem oder gar nur unter Belastung zu beobachtendem Hochdruck brauchen sich fast keine Zurückhaltung aufzuerlegen, obwohl es auch hier besser wäre, extreme Kraft- und Schnellkraftübungen zu meiden.

Geeignete und ungeeignete Sportarten!

Wer an dieser Stelle eine Liste von geeigneten oder ungeeigneten Sportarten erwartet, wird enttäuscht sein. Man kann Sportarten nicht in gute oder schlechte einteilen. Solche Listen, die auf den ersten Blick vielleicht hilfreich erscheinen, halten aber beim tieferen Nachfragen nicht stand. In den meisten Fällen ist beim Sport das »**Wie**« entscheidender als das »**Was**«.

Zwei Beispiele sollen dies verdeutlichen:

Badminton als Wettkampfsportart ist wegen seiner hochintensiven schnellkräftigen Antritte und Stoppbewegungen sicherlich für den Hypertoniker nicht geeignet. Gegen die freizeitsportliche Variante des Badmintonspiels, das Federballspiel ohne Spielfeldbegrenzung und Netz, kann man jedoch nichts einwenden, besonders dann nicht, wenn miteinander statt gegeneinander gespielt wird.

Das als so gesund geltende Jogging verliert seine Wertigkeit, wenn man es zu intensiv, zu lange und mit zu viel Ehrgeiz betreibt.

Wie sucht man eine geeignete Sportart aus?

Wenn man schon mit Listen den Problemen nicht gerecht wird, so kann man doch einige Grundsätze formulieren, die bei der Beurteilung einer Sportart für Hypertoniker hilfreich sein können.

Die Eignung einer Sportart für Hypertoniker hängt von folgenden Kriterien ab:

- *Art der Belastung*
- *Kraftanteil*
- *Belastungsintensität*
- *Belastungsumfang*
- *Emotionale Beteiligung**

Die Abb. 2a–c zeigen die Eignungsskala für den Sport bei Hypertonikern. Trägt man in die Skala durch Punkte die Charakteristika einer Sportart ein, so, wie man sie erlebt und durchführt, so erhält man sein individuelles Profil dieser Sportart. Die Sportart ist um so geeigneter, je mehr ihre Charakteristika links auf der Skala angesiedelt sind. So liegt z. B. Joggen als dynamische Sportart mit geringem Kraftanteil durchgeführt, mit mittlerer Belastungsintensität und mittlerem Belastungsumfang und geringem Ehrgeiz ganz links auf der Skala und ist daher für Hypertoniker gut geeignet. Bodybuilding hingegen mit vielen statischen und azyklischen Elementen erfordert als reine Kraftsportart sehr hohe Belastungsintensität und einen großen Belastungsumfang. Ohne großen Ehrgeiz ist ein solches Programm kaum durchzuhalten. Die Charakteristika dieser Sportart liegen also überwiegend rechts auf der Skala und somit ist Bodybuilding nicht für Hypertoniker geeignet.

* Unter emotionaler Beteiligung soll nicht die Freude am und beim Sport verstanden werden, davon kann man nicht genug haben. Gemeint sind hier die mehr negativen Seiten der Emotionen, die sich mit Worten wie übertriebener Ehrgeiz, Ärger, Frustration, Aggression o. ä. umschreiben lassen.

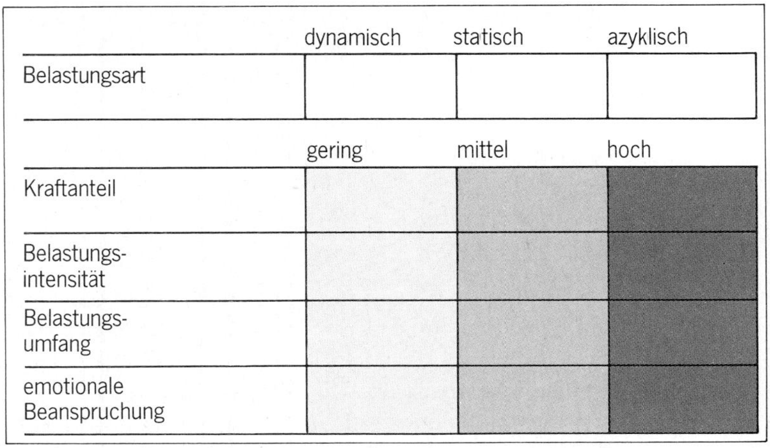

Abb. 2a–c Eignungsskala für die Bewertung der verschiedenen Sportarten bezüglich ihrer Eignung für Hypertoniker.
Erläuterungen siehe im Text (S. 55)

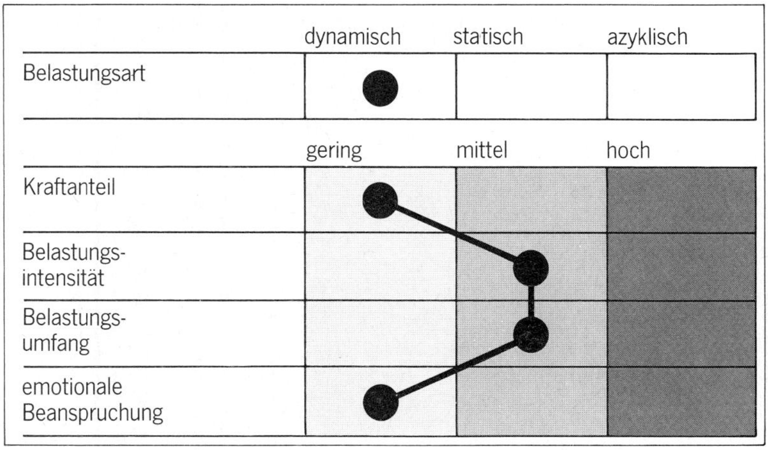

Abb. 2b Joggen

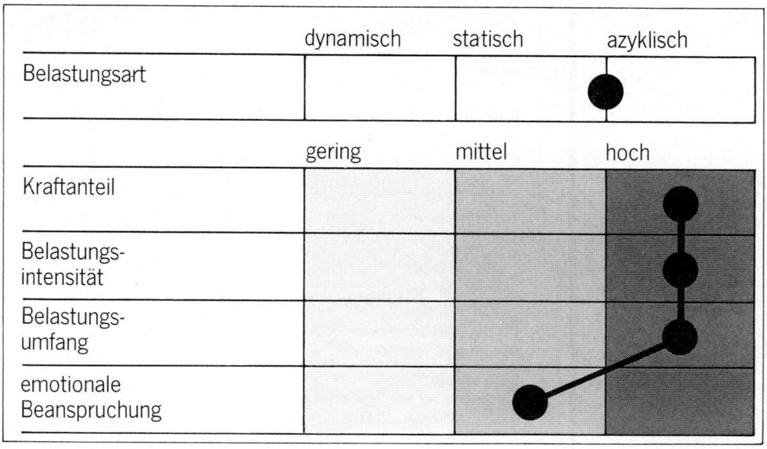

Abb. 2c Bodybuilding

Welches ist die geeignete Belastungsart?

Unter der Art der Belastung versteht man, ob eine Sportart dynamisch oder statisch, zyklisch oder azyklisch ist.

Eine Sportart ist um so geeigneter, je mehr dynamische und zyklische Anteile vorhanden sind. Also Sportarten mit immer wiederkehrenden gleichen Bewegungsabläufen wie die Ausdauersportarten Laufen, Radfahren, Schwimmen, Skilanglauf, Rudern.

Sportarten, die hohe statische Komponenten (Haltearbeit) erfordern und zudem noch aus einer azyklischen Bewegung (Einzelbewegungen) bestehen wie Geräteturnen, Kampfsportarten, Rückschlagspiele usw. sind weniger geeignet.

Da viele Sportarten aus einer Mischung zwischen dynamischen und statischen Elementen, zyklischen und azyklischen Bewegungsabläufen bestehen, richtet sich die Beurteilung nach dem überwiegenden Anteil dieser Elemente. Fußball hat z. B. einen hohen Anteil an Laufstrecken *(dynamisch-zyklische Bewegung)* und einen geringen Anteil an azyklischen Bewegungen (Paß, Torschuß usw.). Volleyball besteht hingegen fast ausschließlich aus azyklischen Bewegungen (Block, Bagger, Schmetterschlag), während die zyklischen Bewegungen sehr gering sind.

Der Kraftanteil einer Bewegung ist ausschlaggebend!

Das wesentliche Element, das die absolute Höhe des Blutdruckanstiegs bestimmt, ist der Kraftanteil.

Die höchsten Blutdruckanstiege werden gemessen, wenn der Krafteinsatz besonders hoch ist. Dabei spielt dann die Art der Beanspruchung, ob statisch oder dynamisch keine sehr bedeutende Rolle mehr.

Eine einzelne maximale Kraftbeanspruchung oder eine Serie von einigen Wiederholungen mit 90–95% der Maximalkraft unterscheiden sich in ihrer Blutdruckreaktion nicht wesentlich. So wurden z. B. bei derartigen Belastungen bei Bodybuildern Blutdruckwerte von systolisch an die 400 mmHg und diastolisch über 300 mmHg gemessen. Um solche Werte zu erreichen, muß die eingesetzte Muskelmasse und auch die Muskelkraft sehr groß sein. Jedoch auch Normalpersonen können bei derartigen Belastungen Werte von systolisch über 300 mmHg und diastolisch über 200 mmHg erreichen.

Selbst dynamische Beanspruchungen, bei den sonst zu bevorzugenden Ausdauersportarten, können durch hohe Kraftanteile an ihrer Wertigkeit verlieren. Dies gilt z. B. beim Radfahren, wenn es in die Berge geht. Beim Bergauffahren steigt der Kraftanteil z. T. drastisch an, je nachdem, wie steil es aufwärts geht und wieviel Gewicht man bergauf zu tragen hat. Ähnliche Einwände sind grundsätzlich zum Rudern als Ausdauersport zu machen, da Rudern sicherlich die Ausdauersportart mit dem größten Kraftanteil ist.

Das richtige Maß im Sport!

Äußerungen wie »wenn schon, denn schon« kennzeichnen häufig die Einstellung, mit der vielerorts an den Sport herangegangen wird. Daß zwischen der Belastungsintensität und hohen Blutdruckanstiegen ein Zusammenhang besteht, wurde schon am Beispiel Kraft offenkundig. Das als so wenig geeignet eingestufte Rudern kann mit entsprechend guter Technik und geringer Intensität, etwa als Wanderrudern durchgeführt, auch für den einen oder anderen Hypertoniker erlaubt werden. Selbst ein Krafttraining kann vertretbar sein, wenn die Belastungsintensität zwischen 40–60% der individuellen Maximalkraft und die Wiederholungszahl entsprechend hoch (12–30 Wiederholungen) ist. Ähnliches gilt für eine Vielzahl von anderen Sportarten.

Bei richtigem, d. h. mittlerem Maß beim Sport, ist auch für den Hypertoniker vieles erlaubt.

Das richtige Maß kann immer nur individuell auf den einzelnen bezogen, gefunden werden. Also Vorsicht bei pauschalen Angaben über Kilometerzeiten beim Laufen oder Radfahren, Vorsicht bei Streckenangaben beim Schwimmen oder beim Wandern. Das beste Richtmaß, besonders bei den Ausdauersportarten sind die individuellen Anstrengungsreaktionen des eigenen Körpers wie etwa die Pulsfrequenz oder die Atemfrequenz:

Faustformeln wie **Trainingspuls = 180 minus Lebensalter** oder die Angabe, sich beim Sport noch unterhalten zu können, ohne nach Luft ringen zu müssen, helfen bei der Findung der richtigen Belastungsintensität.

— *Trainingsumfang!*

Zum rechten Maß gehört neben der Belastungsintensität auch der Belastungsumfang *(Menge und Zeitdauer eines Trainings)*. Jede Belastung, vor allem in Abhängigkeit von der Intensität, führt zu einer Ermüdung, die der Körper wegstecken muß. Selbst wenn die Intensität stimmt, bedeutet nicht jedes Mehr an Umfang auch ein Mehr an Effekt, sondern zunächst einmal ein Mehr an Ermüdung. Zur Regeneration braucht der Körper Zeit, und zwar um so mehr, je weniger er es gewohnt ist, so gefordert zu werden. Also der Sportanfänger sollte Maß halten, nicht nur bei der Intensität, sondern auch beim Belastungsumfang.

Zwei bis dreimal pro Woche 15–20 Minuten
sind anfangs sicher genug. Erst mit verbessertem Trainingszustand sollte man die Dauer der einzelnen Trainingseinheiten auf 30 Minuten oder mehr steigern.

Ambitionierte Sportler können dann häufiger trainieren, nämlich 3–5mal/Woche. Alle Steigerungen an Umfang und Häufigkeit sollten sich im Laufe von Monaten, nicht im Laufe von Wochen vollziehen.

Die bewußte Intensitätssteigerung kommt erst ganz zum Schluß. Alle anderen Steigerungsgrößen wie Umfang einer Trainingseinheit und Häufigkeit haben immer Vorrang.

Ehrgeiz beim Sport ist ungesund!

Spaß gehört beim Sport immer dazu. Ohne Spaß, nur aus Vernunftgründen wird Sport zu einer bitteren Pille, die man des öfteren doch vergißt und sicherlich nur für einen begrenzten Zeitraum »einnimmt«.

Übertriebener Ehrgeiz, Kampfgeist, ja z. T. Aggressionen lassen jedoch beim Sport gelegentlich Streß aufkommen, der schon für sich allein den Blutdruck in die Höhe treiben kann. Es gibt eine Reihe von Sportarten, die solche streßauslösenden Situationen verstärkt provozieren. Zu diesen zählen neben den Kampfsportarten Boxen, Ringen, Judo usw. die Spielsportarten Fußball, Handball, Basketball, aber auch die Rückschlagspiele Badminton, Squash und Tennis.

Immer wenn der Ehrgeiz zu groß wird und im Gegenüber mehr der Gegner als der Partner gesehen wird, ist die Grenze des emotional Vertretbaren überschritten. Der Rahmen der gesunden Emotionalität ist immer dann noch gewahrt, wenn man miteinander und nicht gegeneinander Sport treibt.

Was geschieht eigentlich mit dem Blutdruck beim Sport?

Muskeln brauchen bei der Arbeit mehr Sauerstoff als in Ruhe, dies gilt für den Sport genauso wie für alle anderen körperlichen Tätigkeiten. Damit der Sauerstoff zu den Muskeln kommt, muß das Herz mehr Blut pumpen und in diesem Zusammenhang kommt es immer zu einem Anstieg des Blutdrucks.

Je mehr geleistet wird, also je intensiver die Anstrengung, desto höher der Sauerstoffbedarf, und desto höher die Blutdrucksteigerung.

Diese Reaktion ist zwar prinzipiell bei jeder körperlichen Tätigkeit gleich, jedoch gibt es einige bedeutende Unterschiede. Die Blutdruckreaktion fällt unterschiedlich aus, je nachdem ob man

- *dynamisch arbeitet (Aktivität und Entspannung wechseln sich rhythmisch ab).*
- *statisch arbeitet (Haltearbeit leistet)*

oder ob zusätzlich bei einer Anstrengung

- *Preßatmung eingesetzt wird.*

Obwohl diese Belastungsformen fast nie allein vorkommen, sondern immer in einer Kombination, bei der die eine oder andere Komponente überwiegt, sollen sie hier kurz getrennt besprochen werden.

Blutdruck bei dynamischen Belastungen wie Laufen, Schwimmen usw.

Bei dynamischen Belastungen steigt der Sauerstoffbedarf an, und die Durchblutung der Muskeln kann, im Vergleich zum Ruhezustand, zwanzigfach vergrößert werden. Damit das Blut besser fließt, werden die kleinen Blutgefäßchen in der arbeitenden Muskulatur weitgestellt, also das Blut kann besser abströmen. Da bei dynamischer Arbeit, etwa beim Laufen, sehr viel Blut gepumpt wird, reicht die Verbesserung des Abflusses nicht aus, um zu verhindern, daß der Blutdruck ansteigt. Dieser Anstieg des Blutdrucks betrifft vor allem den ersten *(systolischen)* Wert, wobei der zweite *(diastolische)* Wert nur wenig oder gar nicht ansteigt.

Der mittlere Druck *(dieser setzt sich aus dem systolischen und diastolischen Blutdruck zusammen),* gegen den das Herz anpumpen muß, steigt also nur geringfügig. Da aber der Mitteldruck am besten anzeigt, wie stark das Herz belastet ist, kann man feststellen, daß das Herz bei dynamischer Belastung nicht so stark gefordert ist. Bezüglich des Blutdrucks gilt:

- Dynamische Belastungsformen führen zu einem relativ geringen und kalkulierbaren Blutdruckanstieg!

Der Blutdruck bei Haltearbeit

Auch bei Haltearbeit steigt der Sauerstoffbedarf an, aber der Blutdurchfluß durch die Muskulatur wird nicht verbessert. In der angespannten Muskulatur wird die Durchblutung sogar gedrosselt. Ab ca. 15% der Maximalkraft kommt es zu einer zunehmenden Drosselung der Blutgefäße, bei etwa 60% ist der Durchfluß völlig gestoppt. Für den Blutdruck bedeutet dies, daß sowohl der erste *(systolische)* als auch der zweite *(diastolische)* Blutdruckwert ansteigt. Der Mitteldruck, der die Herzarbeit charakterisiert, steigt bei statischer Arbeit also viel deutlicher an als bei dynamischer Arbeit.

Haltearbeit (statische Arbeit) führt zu deutlichen Anstiegen des mittleren Blutdrucks und belastet damit das Herz erheblich!

Warum ist Preßatmung schädlich?

Bei hoher Belastungsintensität und großem Kraftanteil (über 70–80% der Maximalkraft) kommt es zur Preßatmung. Die Luft wird angehalten durch Verschließen des Kehlkopfes, es entsteht ein Überdruck in der Lunge, da gegen diesen Verschluß angepreßt wird. Hierbei handelt es sich nicht um eine dumme Angewohnheit, sondern um eine Notwendigkeit. Durch die Preßatmung wird der Oberkörper zusätzlich stabilisiert, und so können die Muskeln besser arbeiten. Für den Blutdruck bedeutet jedoch die Preßatmung eine wahre Berg- und Talfahrt.

Mit Beginn des Pressens steigt der Blutdruck schlagartig an, fällt dann beim Pressen leicht ab und steigt gegen Ende der Preßaktion wieder an. Wird ausgeatmet, so fällt der Blutdruck zunächst steil ab, um gleich darauf nochmals deutlich anzusteigen, bevor er dann endgültig langsam zum Ausgangsniveau zurückkehrt.

Also eine simple Preßatmung führt zu drei Blutdruckspitzen, mit drei mehr oder minder drastischen Sprüngen im Blutdruckniveau.

Je größer hierbei die zusätzlich zu bewältigende Last, um so höher der Blutdruckanstieg.

Preßatmung führt zu mehreren deutlichen Blutdrucksprüngen und ist daher für das Herz und die Gefäße eine starke Belastung.

Die richtige Atmung beim Sport

Normalerweise ist die Atmung eine Körperfunktion, die sich dem Bedarf an Sauerstoff automatisch anpaßt: Je intensiver man sich belastet, um so mehr Sauerstoff wird benötigt, und um so stärker wird die Atmung. Die eingeatmete Luftmenge kann sich dabei von 5–8 Liter pro Minute auf das 10–20fache pro Minute steigern.

Solche Luftmengen sind jedoch durch die Nasenatmung, die in Ruhe fast ausschließlich praktiziert wird, nicht zu bewältigen. Bei körperlicher Belastung muß durch den Mund und die Nase gleichzeitig geatmet werden.

Während Sportunerfahrene anfangs auf eine freie, nicht zu schnelle und ausreichend tiefe Atmung achten sollten, erfolgt die Einstellung der Atmung beim Sporterfahrenen automatisch, wobei dieser sie als einen guten Gradmesesr für die Belastungsintensität heranziehen kann.

Gepreßt wird häufig nicht nur bei hohen Kraftanstrengungen, wo es sogar notwendig ist, sondern auch bei Übungen, die ein hohes Maß an Konzentration oder Koordination erfordern. So beobachtet man Preßatmung in der Gymnastik bei Gleichgewichts- und großräumigen Dehnübungen, und man findet sie in Sportarten wie Schießen, Golf, ja sogar beim Minigolf.

Der Hypertoniker sollte beim Sport jede Art von Preßatmung meiden und auf eine freie, tiefe Atmung achten. Hilfreich und beruhigend ist es, in Phasen hoher Konzentration langsam und kontinuierlich auszuatmen.

Sind die Blutdruckanstiege beim Sport für den Hypertoniker gefährlich?

Nicht jeder Blutdruckanstieg ist gleich gefährlich; ein Hypertoniker soll schließlich nicht in Watte gepackt werden. Die Höhe des Blutdruckanstiegs ist eine Frage der Belastungsintensität. Zusätzlich ist jedoch zu bedenken, **wie** der Blutdruck ansteigt, ob **plötzlich** oder **allmählich,** ob es sich um kurzfristige Spitzen oder um langandauernde Blutdrucksteigerungen handelt.

Blutdruckanstiege werden um so gefährlicher, je höher es hinausgeht, je plötzlicher der Anstieg erfolgt und je länger die Steigerung dauert.

Berücksichtigt man, daß die Blutdruckreaktion bei Hypertonikern genauso erfolgt wie bei normalem Blutdruck, nur um das Ausmaß des Hochdrucks nach oben hin verschoben, so werden kritische Grenzen bei Hypertonikern eher erreicht als bei Personen mit normalen Blutdruck. Da das Herz und die Gefäße, je länger die Hypertonie schon besteht, schon vorgeschädigt sein können, wird die Begrenzung von hohen Blutdruckanstiegen beim Hypertoniker um so wichtiger.

Unabhängig von konkreten Sportarten kann man allgemeine Merksätze für den Sport bei Hypertonikern formulieren:

- Dynamische Belastungsformen sind günstiger als statische
- Hohe Belastungsintensitäten sind gefährlich, mittlere Belastungsintensitäten sind vertretbar.
- Jede Belastung, die Preßatmung erfordert, ist zu hoch; solange frei geatmet werden kann, liegt die Kraftbeanspruchung unter 60% der Maximalkraft. Bei derartigen Belastungsintensitäten ist der Blutdruckanstieg und das Gesundheitsrisiko noch kalkulierbar.

Kann Sport den Blutdruck senken?

Nur bestimmte Sportarten, nämlich die Ausdauersportarten, haben einen günstigen Einfluß auf den Bluthochdruck; doch auch hier gilt es, etwas genauer hinzuschauen.

Im Prinzip hat Sport eine ähnliche Wirkung wie eine Reihe von Hochdruckmedikamenten:

- Durch den Schweiß werden Salz und Wasser ausgeschieden und damit die Blutmenge verringert. Ist weniger Blut in den Gefäßen, ist auch der Druck geringer. Der Salzverlust wirkt sich zusätzlich günstig auf die Elastizität der Gefäße aus.
- Langfristiges Training dämpft den Sympathikus (antreibende Nerven des vegetativen Nervensystems); die Blutgefäße werden nicht mehr so eng gestellt und damit sinkt der Blutdruck.
- Sport trägt dazu bei, abzunehmen, was den Blutdruck ebenfalls senken kann.

Um jedoch überhöhte Erwartungen zu dämpfen, gilt es festzustellen: Sport wirkt nicht bei jedem Hochdruck, und das Ausmaß der Blutdrucksenkung ist nicht sehr groß.

Sehr gute Effekte zeigt Sport bei Jugendlichen, labilen Hypertonikern, wenn also sehr schwankende Blutdruckwerte zu beobachten sind.

Ebenfalls positive Effekte lassen sich häufig bei mildem Bluthochdruck beobachten.

Ein Bluthochdruck, der schon lange Zeit besteht, eventuell schon Herz und Gefäße angegriffen hat, läßt sich durch Sport häufig nicht mehr beeinflussen.

Aber auch dann kann Sport noch einiges bewirken. Sport, und hier vor allem Ausdauersport, wirkt positiv auf andere, häufig begleitende Risikofaktoren wie z. B. erhöhte Blutfett- und -zuckerwerte und hilft damit die Folgen einer Hochdruckkrankheit am Blutgefäßsystem zu mildern.

Für die Gesundheit ist noch ein weiterer Faktor besonders wichtig:

Wer Sport treibt, bekommt ein anderes Verhältnis zu seinem Körper! Er wird sich seines Körpers stärker bewußt, und das hilft mehr auf sich zu achten.

Sei es, daß man etwas mehr auf die Linie achtet und auf die Ernährung, sei es, daß das Konsumverhalten besser kontrolliert wird (Rauchen oder Alkoholgenuß), oder sei es, daß man seine Hochdruckmedikamente regelmäßiger und konsequenter einnimmt.

Kann Sport Hochdruckmedikamente ersetzen?

Bei labilem oder mildem Bluthochdruck kann es u. U. gelingen, über sog. Allgemeinmaßnahmen, von denen der Sport eine ist, den Blutdruck in den Griff zu bekommen, und das Einnehmen von Medikamenten zu vermeiden. In einer Reihe von Untersuchungen konnte durch Sport, häufig in Verbindung mit Diät, nicht nur eine Gewichtsreduktion erreicht werden, sondern auch die Zahl der Medikamente reduziert werden. Bei fortgeschrittenenen Hochdruckformen kann auf die Medikamente jedoch nicht verzichtet werden. Hier lautet das Motto nicht »Sport statt Medikamente«, sondern »Sport mit Medikamenten«. In vielen Fällen ist die Ausübung von Sport erst nach einer ausreichenden medikamentösen Einstellung des Blutdrucks überhaupt vertretbar.

Es kann gelegentlich vorkommen, daß sehr **intensiver Ausdauersport** und bestimmte Hochdruckmedikamente sich nicht vertragen. So kann es z. B. beim Einsatz von Beta-Blockern durch die Hemmung der Energiefreisetzung aus den Zucker- und Fettdepots zu beträchtlichen Mißempfindungen beim Sportler kommen. Sie sollten daher ihrem Arzt schildern, was und wieviel sie an Sport treiben, so daß er dies bei der Verordnung der Medikamente mit berücksichtigen kann.

Ausdauersport ist die ideale Beanspruchungsform für Hochdruckpatienten!

Ausdauersportarten wie Wandern, Laufen, Radfahren, Schwimmen, Skilanglauf und Rudern sind als Beanspruchungsform besonders gut geeignet. Die zyklischen, dynamischen Bewegungen lassen den Blutdruck nur leicht und kalkulierbar ansteigen. Sowohl die direkten Auswirkungen (Schweißverlust) als auch die langfristigen Auswirkungen (vegetative Dämpfung, Gewichtsreduktion) haben für den Hypertoniker therapeutischen Wert.

Voraussetzung für die Wirksamkeit ist jedoch die richtige Dosierung. Nur bei mittlerer Intensität und bei einem der Leistungsfähigkeit angepaßten Umfang zeigen sich die möglichen positiven Auswirkungen.

Doch selbst unter Berücksichtigung dieser Punkte gibt es bei den Ausdauersportarten noch das ein oder andere »aber«. Ein wesentliches »aber« ist der Kraftanteil der einzelnen Sportarten. Ein einigermaßen gleicher Könnensstand vorausgesetzt, kann man folgende Reihung aufstellen (Abb. 3):

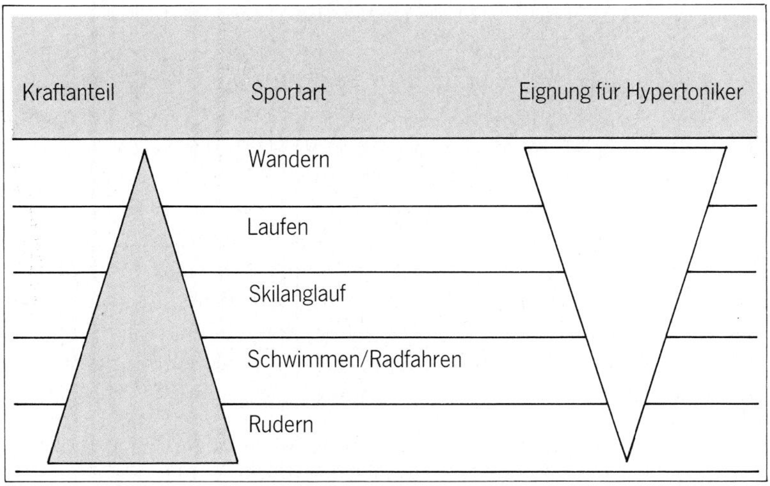

Abb. 3 Die Eignung verschiedener Ausdauersportarten für Hypertoniker in Abhängigkeit vom Kraftanteil der Sportart.

Die Eignung einer Sportart für den Hypertoniker nimmt ab, je höher der Kraftanteil der Sportart ist.

Zusätzliche Gesichtspunkte werfen jedoch die Reihenfolge leicht wieder durcheinander (Abb. 4), indem sie die Eignung einer Sportart positiv (↑) oder negativ (↓) beeinflussen, bzw. sie unverändert lassen (—). Je nachdem, welche Voraussetzungen von seiten des Hypertonikers gegeben sind, und je nachdem, in welcher Umgebung der Sport stattfinden soll, muß die Wertigkeit einer Sportart immer wieder neu überdacht werden.

- Übergewicht läßt Sportarten, bei denen das Gewicht vom Medium oder Sportgerät getragen wird, also günstiger erscheinen, also rücken für Übergewichtige Schwimmen und Radfahren gegenüber dem Laufen in den Vordergrund.
- Geländegegebenheiten können ebenfalls die Reihenfolge stark beeinflussen. Wandern, Skilanglauf oder Radfahren in bergigem Gelände mit vielen Anstiegen treiben den Kraftanteil zum Teil drastisch in die Höhe und reduzieren damit die Eignung dieser Sportarten.
- Auch die sportlichen Vorkenntnisse (motorischen Vorerfahrungen) sind ein zu bedenkender Faktor. Das sonst so günstige Skilanglaufen ist für den Anfänger ein bedenkenswerter Kraftakt.

Eignung für Hypertoniker

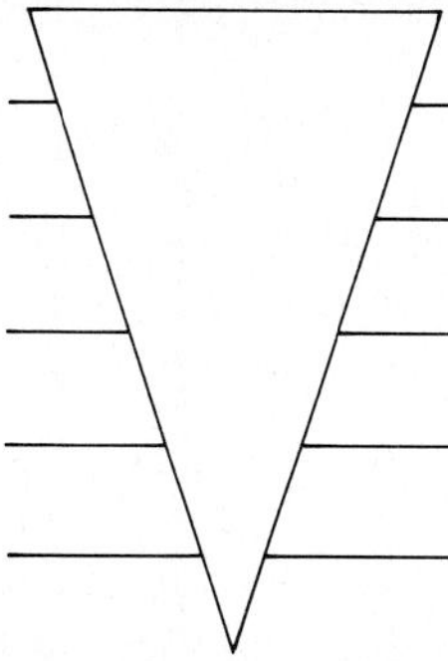

Sportart	Übergewicht	hügeliges Gelände	gute motorische Vorerfahrung	schlechte motorische Vorerfahrung
Wandern	↓	↓	–	–
Laufen	↓	↓	↑	–
Skilanglauf	↓	↓	↑	↓
Schwimmen	–	–	↑	↓
Radfahren	–	↓	↑	–
Rudern	–	–	↑	↓

Abb. 4 Beeinflussende Faktoren für die Eignungsskala verschiedener Ausdauersportarten.

Während auf der anderen Seite ruhiges Wanderrudern für den technisch versierten Ruderer auch dann vertretbar ist, wenn er einen Hochdruck hat.

Wie gefährlich sind Kraftsportarten für den Hypertoniker?

Ohne Zweifel sind Kraftbeanspruchungen, vor allem, wenn sie mit Preßatmung verbunden sind, die am wenigsten geeigneten Beanspruchungen für den Hypertoniker.

Von Sportarten wie Gewichtheben, Bodybuilding und den Kampfsportarten Boxen, Ringen usw. sollte man pauschal abraten.

Ein Verbot jeglicher Kraftbeanspruchung wäre zwar auf den ersten Blick einfach, geht jedoch an der Realität des Alltags völlig vorbei. Wieviele Kraftakte sind tagtäglich zu leisten beim Heben und Tragen von Wasser- oder Bierkästen, bei der Gartenarbeit oder beim Anschieben des Autos im Winter, um nur einige wenige Beispiele zu nennen. Also ohne Kraftanstrengung geht es gar nicht in unserem Alltag.

Diesen nahezu gleichbleibenden Krafterfordernissen im Alltag steht aber eine ständig abnehmende körperliche Kraft gegenüber. Ohne entsprechendes Training nimmt die Kraft schon ab dem 3. Lebensjahrzehnt deutlich ab. Die Alltagskraftakte werden somit relativ gesehen immer größer.

Ein wenig Krafterhaltung wäre demnach gar nicht schlecht, um den relativen Kraftanteil der Alltagsbelastung möglichst klein zu halten. Ganz abgesehen davon, daß kräftige Muskeln auch die Gelenke besser stabilisieren und führen, was wiederum den Verschleiß reduziert oder zumindest verlangsamt.

Also ein dosiertes Krafttraining mit Intensität zwischen 40 und 60% der Maximalkraft und Wiederholungszahlen zwischen 12 und 30 wäre sogar zu befürworten. Derartige, kräftigende Übungen können ohne weiteres ohne Geräte nur mit dem eigenen Körpergewicht durchgeführt werden. Unter Beachtung der oben beschriebenen Einschränkungen ist es durchaus denkbar, so etwas auch in einem Fitneßstudio durchzuführen.

Während also Sportarten mit sehr hohem Krafteinsatz, auch solche, bei denen dieser Krafteinsatz sehr schnellkräftig erfolgt wie Kugelstoßen, Sprünge, Würfe, aber auch schnelle Antritts- oder Stoppbewegungen, sehr kritisch zu beurteilen sind, können dosierte kräftigende Übungen auch für den Hypertoniker befürwortet werden.

Spielt beim Spiel der Blutdruck eine Rolle?

Spielen gehört zur Natur des Menschen, auch wenn viele, vor allem ältere Menschen, glauben, in ihrem Alter würde sich so etwas nicht mehr schicken. Im Spiel liegt ein Freiraum, hier kann man Emotionen zeigen und ausleben. Dem Spiel kommt demnach eine wichtige Funktion für die Regulierung der Psyche zu. Der Spannungsabbau im Spiel hat sicherlich auch eine positive Auswirkung auf den Blutdruck. Die Vielfalt der Spiele aber umfaßt ein breites Spektrum von für Hypertoniker geeigneten, weniger geeigneten und ungeeigneten Spielen.

Die Eignung von Spielen richtet sich nach einer Vielzahl von Komponenten, die in Abb. 5a, b, c zusammengefaßt sind. Ein Spiel ist für Hypertoniker umso geeigneter, je mehr seine Charakteristika links auf der Skala angesiedelt sind. Wertet man die einzelnen Charakteristika eines Spiels und trägt sie als Punkte in die Skala ein, so erhält man sein individuelles Spielprofil und kann die Eignung besser beurteilen.

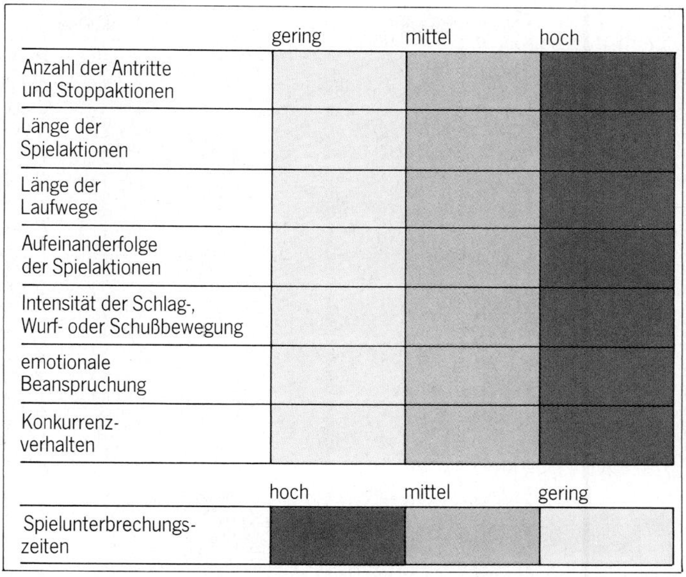

Abb. 5 a–c Die Eignung von Spielsportarten in Abhängigkeit von verschiedenen Spielcharakteristika
Erläuterungen siehe im Text (S. 68)

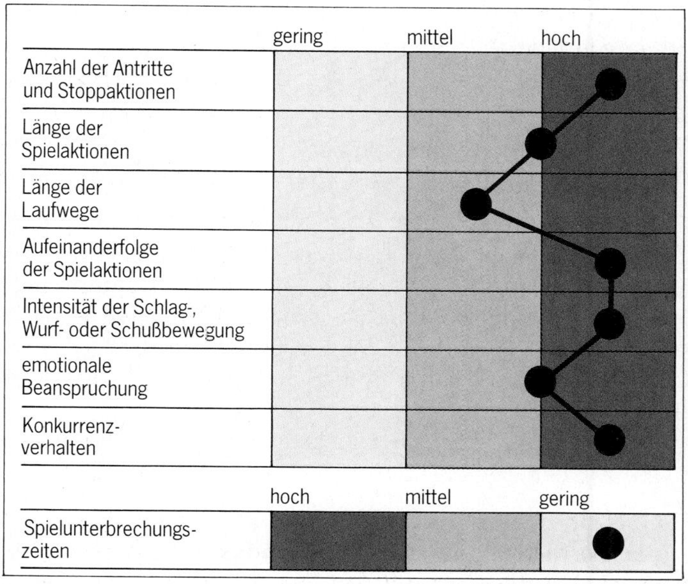

Abb. 5 b Squash

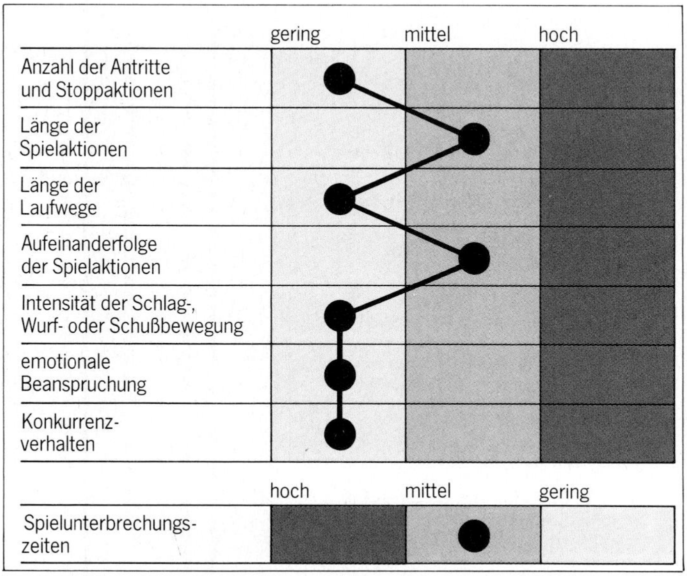

Abb. 5 c Familientennis

Zur Verdeutlichung seien zwei Beispiele angeführt:

Squash mit einer hohen Anzahl von Antritts- und Stoppbewegungen, recht langen Spielaktionen, mittleren Laufbewegungen, hoher Aufeinanderfolge der Spielaktionen, hoher Intensität in den Schlagbewegungen, hoher emotionaler Beanspruchung, mit ausgeprägtem Konkurrenzverhalten und geringen Spielunterbrechungszeiten liegt weit rechts in der Eignungsskala und ist von daher für den Hypertoniker nicht geeignet (Abb. 5 b).

Familytennis hingegen zeigt folgende Charakteristika: Kaum Antritte und Stoppbewegungen, mittlere Dauer der Spielaktion, fast keine Laufwege, mittlere Aufeinanderfolge der Laufwege, nur geringe Intensität bei den Schlagbewegungen, wenig emotionsgeladen, ohne Konkurrenzverhalten, und mittlerer Spielunterbrechungszeiten. Das Profil des Familytennis liegt also überwiegend links in der Skala, was eine gute Eignung für Hypertoniker bedeutet (Abb. 5 c).

Freizeitspiele wie Boccia, Crocket, Frisbee, Familytennis oder dergleichen sind für den Hypertoniker unbedenklich und gut geeignet, auch bis ins hohe Alter.

Spielsportarten wie Fußball, Handball, Basketball, Volleyball, Hockey usw. sind in der Regel für den Hypertoniker nicht oder nur wenig geeignet.

In ihren Wettkampfformen erfordern all diese Spiele eine Vielzahl von plötzlichen Antritten und Stoppbewegungen. Diese schnellkräftigen Aktionen unter Beteiligung großer Muskelgruppen lassen den Blutdruck in die Höhe schnellen. Die Spielsituation stellt einen so starken Reiz dar, daß alle guten Vorsätze, etwa sich zurückzuhalten, schnell vergessen sind. Die Warnsymptome des Körpers werden oft nicht mehr wahrgenommen. Kommt noch Ehrgeiz oder Enttäuschung ins Spiel, so jagen allein schon die Streßhormone den Blutdruck in die Höhe.

Die Aussage »Ich halte mich schon zurück und spiele nur mit halber Kraft«, sollte immer skeptisch betrachtet werden. Für die meisten Spieler gilt das Alles-oder-Nichts-Gesetz: Entweder man »geht zum Ball« oder läßt es bleiben. Und wenn man »zum Ball geht«, dann auch immer mit ganzer Kraft.

Erschwerend kommt in vielen Fällen hinzu, daß ein großer Teil der Spiele ohne jegliche Einstimmung und körperliche Vorbereitung durch Lockerung und Dehnung der Muskulatur erfolgt, und daß auch häufig vergessen wird, das Herz-Kreislaufsystem zunächst einmal anzukurbeln. Weiterhin ist als Problem anzusehen, daß in vielen Fällen eine geeignete konditionelle Basis fehlt.

Daß man einem Automotor, vor allem wenn er einen kleinen Hubraum hat, schadet, wenn man ihn im kalten Zustand voll beschleunigt, weiß ein jeder. Unserem Körper muten wir solche »Kaltstarts« jedoch häufig ohne jede Bedenken zu.

Die kritische Einstellung zu den Sportspielen läßt sich bei einigen Varianten von Sportspielen mit eher freizeitsportlichem Charakter wie Fußballtennis o. ä. relativieren. Sie sind auch für den Hypertoniker vertretbar. Ähnliches gilt auch dann, wenn durch Regelmodifikation die Belastungsintensität gedämpft wird. so z. B. beim Volleyball durch Verbot von Block und Schmetterball, also alle Aktionen, die mit Sprüngen verbunden sind.

Je mehr das Spiel miteinander statt gegeneinander in den Vordergrund tritt, um so geeigneter ist es für den Hypertoniker.

Wie gefährlich ist Kegeln?

Das Kegeln ist statistisch gesehen eine der Sportarten mit den höchsten Todesziffern. Es deshalb als gefährliche Sportart einzustufen, wäre jedoch nicht zutreffend. Es ist nicht so sehr die Sportart selbst, sondern mehr der Personenkreis und die Umstände, unter denen diese Sportart betrieben wird, die die Gefahrenmomente darstellen.

Kegler sind, mit Ausnahme der kleinen Gruppe der wettkampfmäßigen Sportkegler, überwiegend höheren Alters und damit schon stärker risikobehaftet. Auch wird häufig erst zu später Stunde gekegelt, also zu einem für den Organismus unphysiologischen Zeitpunkt. Zudem erhöht sich der Alkoholkonsum, es wird viel geraucht und häufig noch dabei gegessen. Alle Umstände summieren das Risiko eines Herz-Kreislauf-Zwischenfalls.

Die azyklische Kraftbeanspruchung mittlerer Intensität des Kegelwurfes selbst ist allein betrachtet für den Hypertoniker wenig bedenklich. Unter Berücksichtigung der äußeren Umstände und der nicht unbeträchtlichen Emotionen, die häufig mit im Spiel sind, ist die Belastung beim Kegeln jedoch für den Herz-Kreislauf-Geschädigten und damit auch für den Hypertoniker eine beachtenswerte Größe.

Vielleicht sollte man nicht gleich das Kegeln ganz aufgeben, sondern erst einmal die begleitenden Umstände wie Alkoholgenuß, Rauchen, Essen u. a. reduzieren.

Rückschlagspiele sind bedenklich!

Alle Rückschlagspiele wie Tennis, Squash, Badminton und auch Tischtennis, als Wettkampfsport auf hohem technischem Niveau gespielt, sind für den Hypertoniker ungeeignet. Antritte, Stopps, ruckartige Schlagbewegungen und die hohe emotionale Anspannung treiben, jede für sich allein, schon den Blutdruck in die Höhe.

Im breitensportlichen Rahmen läßt sich jedoch auch für den Hypertoniker über Rückschlagspiele diskutieren. Ping-Pong und Federball, als Varianten der Wettkampfsportart ohne feste Regeln und häufig auch ohne Spielfeld, sind für den Hypertoniker unbedenklich. Über Tennis läßt sich diskutieren, vor allem, wenn man sicher sein kann, daß der Ehrgeiz nicht zu groß ist. Squash bleibt jedoch auf der Negativliste, da aufgrund der Sprungeigenschaften des Balles und des Spielraumes die Intensität dieses Spiels kaum kalkulierbar ist.

Kann man durch Sport Dampf ablassen und Streß abbauen?

Sport ist sicherlich für die Mitmenschen die angenehmste Art, Dampf abzulassen, also seine inneren Spannungen abzubauen. Die Art und Weise, in der dies jedoch oft geschieht, ist mehr dazu geeignet, die Streßwirkungen zu verlängern, als abzubauen.

Streßabbau durch Sport bedeutet für viele, sich völlig zu verausgaben, also mit maximalem Krafteinsatz alles zu geben, was man momentan leisten kann. Dabei ist es egal, ob dies im Kraftraum, im Wald, auf dem Tennisplatz oder anderswo geschieht.

Es ist offenkundig, daß dabei zwar eine Befriedigung und Ermüdung eintritt, aber eine echte Entspannung ist es nicht. Wer etwa derartige »Streßbewältigung« einmal abends um 21–22 Uhr probiert hat und anschließend ins Bett geht, wird kaum schlafen können. Die Erregung des vegetativen Nervensystems (Sympathikotonie) nach intensivem Sport dauert oft Stunden an und läßt den Körper nicht zur Ruhe kommen. Gleiches passiert auch am Tag, nur wird es hier nicht so offenkundig.

Entspannung tritt nur dann ein, wenn man sich durch Ausdauersportarten wie Laufen, Radfahren, Schwimmen usw. mit mittlerem Tempo und dem Können angepaßten Umfang belastet. Dann werden die Streßhormone abgebaut und es kommt zu einer tiefen, langandauernden Entspannung.

Ein Problem besteht jedoch noch: diese Art von Sport entspricht häufig nicht den Vorstellungen von Sport als Entspannung. Erst wenn man auch seine Vorstellung diesbezüglich umprogrammiert hat, kann man das ganze Ausmaß der Entspannung ernten.

Klettert in den Bergen auch der Blutdruck in die Höhe?

Grundsätzlich gibt es in Ruhe keinen wesentlichen Unterschied zwischen dem Blutdruck im Flachland und dem Blutdruck im Bergland (bis in ca. 2000 m Höhe).

Bei Belastung gilt jedoch zu beachten, daß gleiche Belastungen in der Höhe schwerer fallen als im Flachland. Der Grund dafür liegt darin, daß mit der Höhe auch der Druck des Sauerstoffs abnimmt, und damit das Herz mehr pumpen muß, um die gleiche Sauerstoffmenge zu fördern. Je höher es hinaufgeht, um so größer wird die Kreislaufbelastung für die gleiche äußere Arbeit.

Dieser Abnahme der Leistungsfähigkeit steht jedoch häufig das Gefühl gegenüber, man wäre besonders fit und könnte geradezu »Bäume ausreißen«. Dieses Gefühl kommt nicht nur von der Urlaubsstimmung, sondern ist eine Eigentümlichkeit der Höhe. Der Aufenthalt stimmt zuweilen sogar euphorisch, und dies besonders in den ersten drei Tagen.

Üben Sie Zurückhaltung in Ihren Wanderungen und Bergtouren, besonders in den ersten Tagen. Warten Sie die Zeit ab, bis der Körper sich an die Höhe gewöhnt hat und richten Sie sich nach Ihren inneren Gradmessern der Belastung wie Atem und Pulsfrequenz. Hierdurch läßt sich die Gefahr der Überanstrengung mildern.

Leichte und mittelschwere Wanderungen bzw. Bergtouren, die Sie gut bewältigen können, sind vorzuziehen, denn dabei können Sie die Landschaft noch genießen. Eine zu ehrgeizige Wanderung mit hoher körperlicher Belastung engt die Wahrnehmung ein, und man hat kein Auge mehr für die Landschaft, sondern nur das Ziel, anzukommen. Zügeln Sie also ihren Ehrgeiz und genießen Sie die Natur.

Übrigens, daß Sie in der Höhe mehr Durst haben, ist normal. Sie atmen etwas stärker, und damit auch mehr Wasserdampf aus. Trinken Sie mehr, jedoch beachten Sie, Obstler und andere Alkoholika sind nicht die geeigneten Durstlöscher. Mit Mineralwasser und Fruchtsäften läßt sich der Flüssigkeitsverlust viel besser und gesünder auffüllen.

Wie stark reizt das Reizklima am Meer?

Der Reiz, der von dem etwas rauhen Seeklima, wie an der Nordsee, vor allem vom Herbst bis zum Frühjahr auf den Blutdruck ausgeht, ist in einer bestimmten Größenordnung sicher für Hypertoniker vertretbar. Die Wärmeregulation des Körpers wird angeregt, und zusammen mit der meist verstärkten körperlichen Bewegung sind eher positive gesundheitliche Effekte als negative Begleiterscheinungen zu erwarten.

Der Aufenthalt am Meer im Hochsommer ist dagegen kritischer zu beurteilen. Hitze, in Verbindung mit direkter Sonneneinstrahlung, ist auch für den Gesunden nicht immer leicht zu ertragen. Sie tun nicht nur Ihrer Haut etwas Gutes, wenn Sie sich überwiegend im Schatten aufhalten, sondern auch Ihrem Kreislauf.

Sauna und hoher Blutdruck?

Sauna und die Kneipp'schen Verfahren basieren im wesentlichen darauf, daß durch Temperaturunterschiede die Wärmeregulation *(Thermoregulation)* des Körpers gezwungen wird, zu reagieren und sich unterschiedlichen Situationen anzupassen. Dies führt zu einer Stabilisierung vieler vegetativ beeinflußter Funktionen und wäre von daher auch für den Hypertoniker sinnvoll. Gegebenenfalls sind sogar positive Effekte auf den Blutdruck zu erwarten.

Wie so oft im Leben muß es aber auch hier heißen, im Prinzip ja – aber! Das Aber bezieht sich vor allem auf die Dosis der Anwendung. Bekannt ist, daß milde Temperaturreize zu stabilisierenden Effekten führen. Extreme sollten gerade Hypertoniker meiden, denn Extreme ziehen extreme Reaktionen des Blutdrucks nach sich. Was erschwerend hinzukommt, ist vor allem bei Kältereizen der plötzliche, ruckartige Anstieg des Blutdrucks.

Der Sprung ins eiskalte Tauchbecken läßt schon bei Personen mit normalem Blutdruck den Druck auf Werte von über 300 mmHg hochschnellen. Ein Hypertoniker mit vorgeschädigten Gefäßen sollte daher von einem solchen, zudem noch wenig sinnvollen, Sprung besser absehen.

Wie heiß darf es sein?

Beim Hitzegang in der Sauna sollten extreme Temperaturen und vor allem gehäufte Aufgüsse vermieden werden. Auf der unteren Stufe kann man schonender zum Schwitzen gelangen als auf der oberen Stufe.

Zwei bis drei Wärmegänge von nicht übertriebener Dauer, bei gemäßigten Temperaturen sind vertretbar und beeinflussen über den Salz- und Wasserverlust, und die dabei eintretende Entspannung, unter Umständen auch den Blutdruck.

Extreme meiden, heißt es auch bei anderen Hitzeanwendungen wie bei Dampfbädern, japanischen Bädern oder bei den in Mode gekommenen Whirlpools. Man bedenke, daß die hohen Umgebungstemperaturen die Wärmeabgabe des Körpers behindern.

Die Kreislaufbelastung, die notwendig ist, um im Wasser die Wärme abzugeben, ist nicht unerheblich.

Läßt kaltes Wasser auch den Blutdruck kalt?

Allein der Gedanke an kaltes Wasser läßt bei fast jedem den Blutdruck hochschnellen. Beim Eintauchen in kaltes Wasser ziehen sich die Blutgefäße zusammen und der Blutdruck steigt. Der Blutdruckanstieg ist um so höher, je größer der Temperaturunterschied zur Körpertemperatur ist, und je plötzlicher der Übergang erfolgt.

Also Maß halten beim Abkühlen, wählen sie nicht zu tiefe Temperaturen und gestalten sie den Temperaturwechsel langsam und nicht plötzlich.

Für die Abkühlung in der Sauna bedeutet dies eine Dusche von 20°–22°C, unter die man langsam steigt. Bei der Vielzahl von Kneipp'schen Kälteanwendungen läßt sich der Kälteschock durch allmählichen Übergang abschwächen; ganz vermeiden läßt er sich sicherlich nicht. Sensibel reagierende Hypertoniker sollten daher von solchen Kälteanwendungen eher Abstand nehmen.

Wie kalt darf das Wasser beim Schwimmen sein?

In Abhängigkeit von dem, was man im Wasser treibt, wären Temperaturen zwischen 27°/28°C bis 30°/31°C ideal: 27°/28°C für jemanden, der richtig schwimmen will und 30°/31°C für jemanden, der nur ein bißchen baden oder leichte (funktionelle) Gymnastik betreiben will. Bei diesen Wassertemperaturen hat einerseits die Muskulatur für ihre Arbeit einen günstigen Temperaturbereich, zum zweiten ist das Verhältnis zwischen Wärmeabgabe und Wärmeproduktion sehr günstig. Da diese Temperaturen mit Ausnahme von Warmbadetagen in öffentlichen Bädern eine Illusion sind, muß man mit Temperaturen von 22°–24°C in Hallenbädern leben. In Freigewässern und im Meer liegen die Temperaturen häufig unter 20°C. Auch hier ist es jedoch für einen Hypertoniker möglich, zu schwimmen. Entscheidend ist die Gewöhnung an die kalten Temperaturen.

Je tiefer die Temperaturen, um so langsamer sollte die Gewöhnung erfolgen, und um so kürzer sollte auch der Aufenthalt im Wasser sein.

Auch bei vorsichtiger Gewöhnung stellen sicherlich Temperaturen unter 22°C im Hallenbad und unter 18° im Freigewässer eine Grenze dar, bei der sich vor allem der Hypertoniker das Baden reiflich überlegen sollte.

Risikosportarten und hoher Blutdruck!

Sportarten wie Bergsteigen, Drachenfliegen, Fallschirmspringen oder Tauchen beinhalten ein hohes Risiko. Kleine Fehler haben hier oft schwerwiegende Folgen.

Die körperliche Anstrengung ist bei diesen Sportarten, mit Ausnahme des Bergsteigens, nicht besonders hoch. Die psychische Anspannung bestimmt überwiegend das Beanspruchungsprofil. Kritische Situationen kommen bei Anfängern häufig vor, die Streßreaktion führt hierbei zu ausgeprägten plötzlichen Blutdruckanstiegen. Hypertonikern ist daher von diesen Sportarten abzuraten, besonders, wenn sie damit anfangen möchten.

Hochdruckpatienten, die Könner in diesen Sportarten sind und aufgrund ihrer Erfahrung das Risiko begrenzen können, dürfen unter Umständen »ihre« Sportart weiter ausüben. Neben einer guten Blutdruckeinstellung ist es erforderlich, daß sich diese Patienten zurückhalten können.

Bedenkenswert für Hypertoniker sind auch häufig die Belastungen im Vorfeld dieser Sportarten. So beinhaltet das Transportieren des Flugdrachens oder der Tauchflaschen schon einen Kraftakt, der für den Hypertoniker ungeeignet erscheint. Mit Hilfe eines Partners lassen sich derartige Kraftbeanspruchungen auf ein vertretbares Maß reduzieren. Man sollte nicht zu stolz sein und frühzeitig um Hilfe bitten.

Der Blutdruck beim Segeln, Surfen und Wasserski

Segeln ist für Hypertoniker, mit Ausnahme des Segelns als Hochleistungssport, nahezu unbedenklich. Die Erfordernisse an Kraft und die Streßsituationen bewegen sich im allgemeinen in einem akzeptablen Rahmen.

Beim Surfen hingegen ist viel mehr statische Haltearbeit erforderlich als beim Segeln. Könner mit gutem Gleichgewichtsgefühl und Hilfsmitteln wie einem Trapez kommen mit relativ wenig Kraftaufwand aus. Unter diesen Umständen kann auch ein Hypertoniker Surfen weiterbetreiben.

Surfanfänger hingegen müssen permanent große Kraftakte leisten: 1. Wenn sie nach dem häufigen Ins-Wasser-Fallen wieder aufs Brett klettern müssen und 2. Wenn sie das Segel wieder aus dem Wasser ziehen müssen. Da auch die meist kurzen Phasen des Fahrens mit einer totalen Anspannung verbunden sind, sollte man einem Hypertoniker, der mit dem Surfen beginnen möchte, besser abraten.

Bedenkenswert für den Anfänger wie für den Könner sind beim Surfen auch die Kraftbeanspruchungen, die notwendig sind, um das Brett zu tragen und aufs bzw. vom Auto zu heben.

Könner beim Wasserski strengen sich sicherlich kaum an. Für sie ist also diese Sportart vertretbar, auch wenn sie einen Bluthochdruck haben. Anfänger hingegen verspannen sich beim Fahren und besonders beim Starten, derart, daß Hypertonikern, wegen der damit verbundenen Blutdruckspitzen, von der Wahl dieser Sportart abzuraten ist.

Wer hat den höheren Blutdruck das Pferd oder der Reiter?

Beim Reiten hat das Pferd natürlich den höheren Blutdruck, nicht nur weil er ohnehin schon höher liegt als beim Menschen, sondern auch, weil das Pferd sich viel mehr belastet. Zwar muß der Reiter ein gewisses Maß an Haltearbeit leisten, um richtig zu sitzen und das Pferd zu führen, aber im allgemeinen halten sich diese Beanspruchungen in einem Rahmen, der auch für den Hypertoniker unbedenklich ist.

Alpiner Skilauf und Bluthochdruck!

Alpiner Skilauf ist wegen der Art seiner Beanspruchung für den Hypertoniker nicht besonders geeignet. Viele azyklische Bewegungen beim Schwingen und Kanten, verbunden mit der Haltearbeit im Rumpf, treiben den Blutdruck zeitweilig hoch. Die Art des Skilaufens bestimmt jedoch hauptsächlich die Kreislaufbelastung. Aggressive Fahrweise in steilen Buckelpisten zieht nicht kalkulierbare Blutdruckreaktionen nach sich. Ruhiges Schwingen auf leichten bis mittelschweren Pisten ist dagegen in seiner Blutdruckreaktion vertretbar.

Guten Skifahrern, die es verstehen, ihren Ehrgeiz zu zügeln, ist auch dann noch »ihr« Sport erlaubt, wenn sie einen Bluthochdruck haben. Skianfänger mit einem Bluthochdruck sollten jedoch die Belastungen, die beim Skifahren entstehen, bedenken.

Bedenkenswert beim Skifahren ist neben der Belastung selbst auch die Höhe und die häufig ausgeprägten Apres-Ski-Programme. Beide Faktoren können nicht unwesentlich zur Erhöhung der Belastungsintensität beim Skifahren beitragen.

Welcher Sport für unsportliche Hypertoniker?

Obwohl Sport eine wichtige, anerkannte Allgemeinmaßnahme in der Behandlung des Hochdrucks ist, haben einige, vor allen Dingen ältere Personen, Angst davor oder schlichtweg keine Freude daran. Wenn der Spaß fehlt, ist es mit einer der wesentlichen Voraussetzung für eine erfolgreiche Therapie, nämlich der Dauerhaftigkeit, nicht weit her.

Wie wäre es mit Tanzen oder Wandern, hier ist kein Sportdreß notwendig und man gerät auch nicht (direkt) ins Schwitzen. Betreibt man Tanzen und Wandern einigermaßen systematisch, so handelt es sich auch hier schon um eine Form von Sport. Regelmäßig betrieben haben sie positive Effekte auf den Körper wie z. B. eine bessere Körpererfahrung. Vielleicht helfen sie, die Schwelle zu überwinden, sich intensiver und noch gezielter zu aktivieren.

Aktivität und Entspannung: ein Widerspruch?

Sowohl körperliche Aktivität als auch Entspannung sind geeignet, die »angestauten« Energien (siehe Seite 20f) abzuführen und den Druck abzubauen. So wird der Kreislauf entlastet und der Blutdruck gesenkt. Hypertoniker reagieren eher passiv, auch wenn sie nach außen geschäftig wirken. Die Geschäftigkeit ist aber keine wirkliche Aktivität. Körperliche Aktivität oder Entspannung können immer nur Ventile sein, die zwar den Körper entlasten, aber nicht die eigentlichen Probleme lösen können. Dies kann nur durch aktive Auseinandersetzung mit den erkannten blutdrucksteigernden Situationen und Verhaltensweisen (siehe Seite 45) geschehen. Das mindert allerdings nicht die Bedeutung von körperlicher Aktivität und Entspannung für die Gesundheit.

Die richtige Ernährung

Wer normalgewichtig ist, der benötigt zwar keine Reduktionsdiät, die allgemeinen Grundsätze für eine richtige Ernährung, Einschränkung der Natriumzufuhr und Erhöhung der Kaliumzufuhr, sowie ballaststoffreiche und fettmodifizierte Nahrung haben jedoch auch für normalgewichtige Hypertoniker ihre Gültigkeit. So können die Tagesspeisepläne (siehe Seite 89ff) als roter Faden dienlich sein. Sie sind geeignet als Muster für die richtige Zusammenstellung eines Ernährungsplanes, die Wahl geeigneter Lebensmittel und ihrer Zubereitung. Die Pläne enthalten eine Fülle von Rezepten, die auch einzeln in die Tagesverpflegung nach eigenem Geschmack aufgenommen werden können. Sie bringen Abwechslung und neue Ideen für die Speiseplangestaltung und helfen, eingefahrene, offensichtlich falsche Ernährungsgewohnheiten zu ändern.

Die richtige Auswahl der Lebensmittel

Die richtige Auswahl geeigneter Lebensmittel ist die Basis einer gesunden, bewußten Ernährung. Die Speisepläne zeigen, daß es praktisch durchführbar ist, die Zufuhr an Natrium einzuschränken und gleichzeitig den Kaliumgehalt der Kost zu erhöhen. Dabei werden weniger als 1200 Milligramm Natrium (unter 3 Gramm Kochsalz) und weit mehr als 3000 Milligramm Kalium pro Tag aufgenommen. Um dies zu erreichen, wurde weitestgehend auf Lebensmittel mit Kochsalzzusatz, wie herkömmliche Wurstwaren, Schinken, sonstige gepökelte Fleisch- und Fischerzeugnisse, Käse, Konserven, vorgefertigte oder fertige Produkte wie Suppen, Saucen, Kartoffeltrockenerzeugnisse, sowie Fertigwürzen verzichtet. Diese wurden teilweise durch natriumarme Diät-Produkte bzw. natriumreduzierte Lebensmittel ersetzt, soweit ihre Eigenzubereitung nicht möglich oder zu aufwendig ist: z.B. natriumarme Käsesorten, natriumarme Brotaufstriche, natriumarme Suppen, natriumarmes Vollkornbrot und Knäckebrot, natriumarmer Senf und Tomaten-Ketchup oder natriumreduzierte Wurstsorten und Würstchen.

Speziell bei Brot, das bekanntlich reichlich Kochsalz enthält, war es möglich, auch herkömmliche Produkte in die natriumarme Kost einzubeziehen. Entscheidend ist die Menge: mit 2 Scheiben Vollkorn-Brot oder 2 Brötchen erhöht sich die Natriumzufuhr um etwa 350 mg. Bei Mehrbedarf wurde natriumarmes Vollkorn- oder Knäckebrot verwendet.

Um einigen Gerichten einen besonders würzigen Geschmack zu verleihen, wurden kleine Mengen Parmesan-Käse verwendet. Mehr als 1–2

Teelöffel (2,5–5 Gramm) ist hierfür nicht erforderlich. Die zusätzliche Natriumzufuhr von 18–35 Milligramm ist gering. Auch gibt es unter den herkömmlichen Käsesorten einige, die weniger Kochsalz enthalten. In Neuform-Reformhäusern erhältlich ist der besonders milde Geheimratskäse oder der Dänische Blauschimmelkäse »Blue Rose«. Sie wurden gelegentlich in die Tagesspeisepläne einbezogen. Unter Verwendung von kleinen Mengen (20 g) erhöht sich die Natriumzufuhr um etwa 60–100 Milligramm.

Um die tägliche Zufuhr von mehr als 3000 Milligramm **Kalium** zu erreichen, wurden kaliumreiche Lebensmittel wie Getreide, Kartoffeln, Gemüse, Trockenfrüchte und Obst reichlich verwendet. Eine weitere Erhöhung wurde durch besonders kaliumreiche Weizenkeim-Flocken, Petersilie und Obstdicksäfte wie Apfel- und Birnenkraut erzielt.

Eine beachtenswerte Kaliumquelle sind auch die Kochsalz-Ersatzmittel. Mit einem ½ Teelöffel (1,5 g) des bei der Zubereitung verwendeten Diät-Würzmittels wurde die Speise um 330 Milligramm Kalium angereichert.

Um Kaliumverluste bei der Speisenzubereitung zu vermeiden (Kalium ist wasserlöslich), wurden Garmethoden wie Dünsten und Dämpfen in wenig Wasser, Backen im Ofen oder Garen in Aluminiumfolie bevorzugt. Dadurch kann übrigens auch die Fettzufuhr stark vermindert werden. Besonders zu empfehlen ist die wasserarme und fettfreie Zubereitung im Edelstahlgeschirr mit gut schließendem Deckel. Bei dieser modernen Garmethode bleiben Mineralsalze, Eigengeschmack und Aroma weitgehend erhalten, so daß der übliche Zusatz von Kochsalz bzw. Kochsalzersatzmittel vollkommen entfallen kann.

Sensibilisierung des Geschmacks

Die Umstellung auf kochsalzarme Kost bereitet anfangs Schwierigkeiten: die Empfindsamkeit der Geschmacksnerven nimmt bei der heute üblichen kochsalzreichen Ernährung im Laufe der Zeit ab. So benötigen die Geschmacksnerven ziemlich viel Salz, um einen salzigen Geschmack zu spüren. Wer sich plötzlich auf eine kochsalzarme Ernährung umstellt, dem fällt es schwer, diese als schmackhaft zu empfinden. Das ist jedoch nur eine Sache der Gewohnheit, und es ist nur eine Frage der Zeit, wann sich die salzempfindlichen Geschmacksnerven einer kochsalzarmen Kost angepaßt haben. Wird das Geschmacksempfinden sensibilisiert, so wird der Eigengeschmack der Nahrungsmittel wieder intensiver wahrgenommen.

Gesalzene Speisen, an die man früher gewohnt war, werden sogar als unangenehm empfunden. Ähnlich geht es übrigens auch Menschen, die einmal aufgehört haben, den Kaffee oder Tee mit Zucker zu trinken. Sie kommen niemals zu dieser früheren Gewohnheit zurück, nachdem sie Gefallen am Eigengeschmack verschiedener Kaffee- oder Teesorten gefunden haben. Der Schlüssel zu einer genußreichen Kost ohne Salz liegt also in der Verfeinerung des Geschmacksempfindens. Dies erreicht man am besten mit einigen **Umstellungstagen,** an denen nur frische Lebensmittel verzehrt werden. Einen intensiven Eigengeschmack haben vor allen Dingen rohes Obst und Gemüse. Auch Getreide und Kartoffeln schmecken ohne Salz ausgezeichnet, wenn sie mit rohen oder kurz gedämpften Früchten und Gemüsen, frischen Milchprodukten und Kräutern kombiniert werden.

Solche Umstellungstage mit überwiegend naturbelassenen pflanzlichen Lebensmitteln bringen für den Hochdruckkranken einen weiteren Vorteil mit sich: sie sind natriumarm und besonders kaliumreich. Das günstige Natrium/Kalium-Verhältnis bewirkt eine vermehrte Ausscheidung von eingelagertem Natrium und im Körpergewebe und den Gefäßen gebundenem Wasser. Das Herz und der Kreislauf werden entlastet, die Blutgefäße entspannt und der erhöhte Blutdruck gesenkt. Wegen ihrem günstigen Einfluß auf die Geschmackssensibilisierung und wegen dem blutdrucksenkenden Effekt wurden 3 solche speziellen Diättage jeweils zu Beginn der 1200 und 1500 Kaloriendiät aufgenommen.

Solche speziellen Diättage können z. B. einmal pro Woche, oder nach Diätfehlern, in den Speiseplan aufgenommen werden.

Für den Übergewichtigen, der abnehmen will, haben diese speziellen Diättage darüberhinaus den Vorteil, daß sie eine starke Gewichtsreduktion, bedingt durch eine vermehrte Wasserausscheidung, bewirken. Dies ist gerade am Anfang einer Gewichtsreduktions-Diät ein Erfolgserlebnis und Ansporn zum Weitermachen.

Gewicht reduzieren

Um eine schnelle Gewichtsabnahme zu erzielen, muß die tägliche Kalorienzufuhr mindestens ein Drittel unter dem Kalorienbedarf liegen. Hierfür ist eine Reduktionskost mit 1200 Kalorien pro Tag besonders gut geeignet. Sie führt in der Regel zu einem Gewichtsverlust von 1 bis 1,5 kg pro Woche. Die Dauer bestimmt das Ausmaß des Übergewichts. Sie sollte so lange eingehalten werden, bis das Normalgewicht in etwa erreicht ist. Von einseitigen Diäten wird nachdrücklich abgeraten. Wie eine Reduktionsdiät mit 1200 Kalorien richtig zusammengestellt wird, zeigen die Tagesspeisepläne für 14 Tage. Es besteht die Möglichkeit, aus den Rezeptvorschlägen einen Speiseplan ganz nach eigenem Geschmack zusammenzustellen. Das gilt insbesondere dann, wenn die Reduktionsdiät eine längere Dauer erfordert.

Abnahmeerfolg festigen

Um den Abnahmeerfolg zu festigen, ist es wichtig, die anfangs stark reduzierte Energiezufuhr nur schrittweise wieder zu erhöhen. Denn der Körper hat sich daran gewöhnt, auf Sparflamme zu arbeiten. Werden plötzlich viel mehr Kalorien angeboten, so legt er den Überschuß als Reserve in Form von Fett an. Eine erneute Gewichtszunahme erfolgt nun sogar schneller als die mühsame Gewichtsabnahme.

Wie ein schrittweiser Aufbau richtig gemacht wird, zeigen die Tagesbeispiele mit 1500 Kalorien pro Tag. Auch bei dieser Kalorienzufuhr wird immer noch abgenommen, wenngleich etwas langsamer. Bis das Normalgewicht schließlich erreicht ist, gewöhnt sich der Körper bereits an eine höhere Energiezufuhr. Aus den Rezeptvorschlägen können individuelle Tagespläne beliebig zusammengestellt werden.

Normalgewicht langfristig halten

Das Normalgewicht kann auf Dauer nur dann gehalten werden, wenn die Kalorienzufuhr dem Kalorienbedarf gleich ist. Der Kalorienbedarf ist aber sehr unterschiedlich. Wie hoch der persönliche Eigenbedarf ist, kann man ganz einfach feststellen. Nach einer 1500 Kaloriendiät werden im nächsten Schritt weitere 300 Kalorien pro Tag zugelegt. Am besten geschieht dies in Form von Früchten, Gemüse, etwas Getreide- oder Kartoffelbeilagen. Wird nach einer Woche mit 1800 Kalorien keine Gewichtszunahme oder -abnahme verzeichnet, so entspricht diese Kalorienzufuhr genau dem Kalorienbedarf. Wird sie eingehalten, so bleibt das Gewicht konstant. Dies dürfte bei Frauen über 50 Jahre meistens der Fall sein. Mit einigen zusätzlichen Kalorien können sich auf diese Weise auch Männer an ihren etwas höheren Energiebedarf herantasten.

Kochsalzarm essen unterwegs im Restaurant

Es ist sicher nicht leicht, kochsalzarme Gerichte in Gaststätten und Restaurants zu erhalten. Doch dürfte es vielfach möglich sein, ein Naturschnitzel oder ein gegrilltes Steak ohne Salz, Folienkartoffeln und dazu einen Salatteller ohne Salatdressing zu bestellen.

Problemlos geht es in Diät-Restaurants, die das RAL-Gütezeichen für Diätverpflegung tragen. In diesen Betrieben wird einwandfreie Diätkost auch für Hochdruckkranke angeboten. Die Betriebe werden von der Gütegemeinschaft Diätverpflegung e. V., Moorenstraße 80, 4000 Düsseldorf 1, ständig überwacht. Bei dieser Institution kann das Verzeichnis der RAL-Betriebe bei Voreinsendung von DM 5.– angefordert werden.

Neue Ernährungsweise lernen und beibehalten

Alte Gewohnheiten führen immer zu den gleichen Ernährungsfehlern und sollten daher für immer geändert werden. Die Tagesspeisepläne sind ein Wegweiser für eine richtige Ernährung. Sie berücksichtigen die allgemeinen Grundsätze, die auch den Gesunden zur Vorbeugung von Krankheiten empfohlen werden: viel Getreide und Getreideerzeugnisse aus vollem Korn, Kartoffeln, Gemüse und Früchte; als notwendige Ergänzung der pflanzlichen Nahrung gelten tierische Lebensmittel, vor allen Dingen frische Milchprodukte und Fisch, weniger Fleisch, Eier und Käse.

Den Tagesbedarf an mehrfach ungesättigten Fettsäuren decken kleine Mengen an hochwertigen Pflanzenölen und aus ihnen hergestellte Margarine, Samen und Nüsse sowie Fischgerichte.

Kalorienfreier Süßstoff ersetzt den Zucker, der nur »leere« Kalorien und keine Nährstoffe liefert.

Damit ist die Kost fett- und cholesterinarm, dafür aber reich an Kohlenhydraten, Ballaststoffen, Vitaminen und Mineralstoffen. Auch bei verminderter Kalorienzufuhr ist eine derartige Ernährung vollwertig.

Die Verteilung der Nahrungsmenge auf 3 größere und 2 kleinere Mahlzeiten über den Tag bringt den Vorteil, dem Heißhunger, der zu unkontrolliertem Essen verleitet, vorzubeugen.

Hinweise zu den Rezepten

Die in den Rezepten angegebenen Nahrungsmittelmengen entsprechen *einer Portion*. Die Gerichte können für die ganze Familie zubereitet werden, wenn die Mengenangaben entsprechend der Personenzahl multipliziert werden. Die übrigen Portionen können nach der Zubereitung gesalzen werden. Alleinlebende Personen können auch statt einer Portion mit gleichem Energieaufwand und kaum Mehrarbeit mehrere Portionen auf Vorrat zubereiten, wenn sie die Möglichkeit zum Einfrieren haben.

Die *Zutatenmengen* beziehen sich auf bereits geputzte, für die Zubereitung vorbereitete Nahrungsmittel.

Die *Rezeptzutaten* sind in Grammengen und als zusätzliche Hilfe, wo möglich, in Löffelmaßen oder Stück angegeben. Für das genaue Abwiegen ist allerdings eine Küchenwaage, die auch kleine Mengen bis 100 Gramm erfaßt, empfehlenswert. Bei einigen Lebensmitteln, wie beispielsweise Öl, Margarine, Kaffeemilch, Essig, Nüssen und Samen, kann man sich das Abmessen erleichtern, indem man sich unter Haushaltsbesteck einen Eßlöffel, der 10 Gramm bzw. einen Teelöffel, der 5 Gramm Inhalt faßt, aussucht. Einmal ausgewogen, kann man diese Löffel immer benutzen.

In den Rezepten wird der Einfachheit halber nur Öl oder Margarine angegeben. Gemeint sind hochwertige Pflanzenöle mit einem hohen Anteil an mehrfach ungesättigten (essentiellen) Fettsäuren oder daraus hergestellte Margarine ohne Kochsalzzusatz.

Frisches Obst und Gemüse kann in einigen Rezepten durch Tiefkühlprodukte (TK-Ware) ohne jegliche Zusätze tiefgefroren, ersetzt werden. Geeignet ist ebenso Dunstobst im Glas, gesüßt mit Süßstoff.

Frische Kräuter können durch tiefgekühlte oder getrocknete ersetzt werden. Sie können in Töpfen auf dem Fensterbrett gezogen, wie auch selbst eingefroren oder getrocknet werden.

Getreide und Hülsenfrüchte sind ein besonders wertvoller Bestandteil der Ernährung bei Bluthochdruck. Sie können auf Vorrat gleich in größeren Mengen gegart und dann aufgewärmt werden. Sie sind im Kühlschrank etwa eine Woche haltbar.

Manche Arten müssen über Nacht eingeweicht werden und nach dem Garen auf der ausgeschalteten Kochplatte noch quellen, um weich zu werden. Hier einige Richtwerte für Garen von Getreide und Hülsenfrüchten, bezogen auf eine Menge von 100 Gramm:

Weizen, Roggen, Gerste: In 200 ml Wasser über Nacht einweichen, 20 Minuten köcheln, 40 Minuten nachquellen lassen.
Naturreis: In 250 ml Wasser 20 Minuten köcheln, 20 Minuten nachquellen lassen.
Grünkern, Hafer: In 170 ml Wasser 10 Minuten köcheln, 20 Minuten nachquellen lassen.
Hirse, Buchweizen: In 200 ml Wasser (Buchweizen 250 ml) 10 Minuten köcheln, 10 Minuten nachquellen lassen.
Bohnen, Erbsen: Über Nacht einweichen, Einweichwasser durch frisches in benötigter Menge (Suppe oder Beilage) ersetzen, 10 Minuten kochen, 1–1,5 Stunden bei schwacher Hitzezufuhr unter gelegentlichem Umrühren weich garen.
Braune Linsen: In 200 ml Wasser (für Beilage, etwas mehr für Suppe) 2–3 Stunden einweichen, 10 Minuten kochen, 20 Minuten bei schwacher Hitzezufuhr weich garen.
Rote Linsen: In 225 ml Wasser aufkochen, 20 Minuten bei schwacher Hitzezufuhr weich garen.

Für die Zubereitung von Süßspeisen wurde flüssiger Süßstoff verwendet. Ein Teelöffel entspricht der Süßkraft von 66 Gramm Zucker. Süßstoffe sind kalorienfrei!

Nüsse und Samen schmecken am besten leicht geröstet. Im vorgeheizten Backofen bei 170 Grad brauchen Haselnüsse und Mandeln etwa 20 Minuten, Sonnenblumen- und Kürbiskerne etwa 15 Minuten, Sesamsamen nur etwa 10 Minuten. Kokosflocken und Weizenkeime röstet man am besten in einer trockenen Pfanne auf der Kochplatte.

Die Temperaturangaben für Backöfen beziehen sich auf Elektroherde. Bei konventionellen Gasöfen mit den Stufen 1–8 bezeichnet die Stufe 1 eine Temperatur von 140–160 Grad. Pro Stufe erhöht sich die Temperatur um ca. 20 Grad.

Alle Rezepte sind mit Nährstoff- und Kalorienangaben versehen. Zusätzlich wurde der Gehalt an Natrium und Kalium in Milligramm angegeben, so daß sie von Hochdruckkranken auch in selbst zusammengestellte Tagesspeisepläne leicht eingebaut werden können. Die Abkürzungen bedeuten:

E	=	Eiweiß	kcal	=	Kilokalorien
F	=	Fett	kJ*	=	Kilojoule (-dschul)
KH	=	Kohlenhydrate	Na**	=	Natrium
			K	=	Kalium

* Kilokalorien und Kilojoule drücken den Energiegehalt (physiologischen Brennwert) der Nahrungsmittel aus. Nach dem Gesetz über physikalische Einheiten im Meßwesen werden Kalorien seit einigen Jahren durch Joule ersetzt. Der Umrechnungsfaktor von Kilokalorien in Kilojoule ist etwa 4,2. Demnach ist 1 kcal gleich 4,2 kJ.

** Der Natriumgehalt kann mit dem Umrechnungsfaktor 2,54 in Gramm Kochsalz berechnet werden. Enthält ein Gericht beispielsweise 230 mg Natrium, so entspricht diese Menge 0,584 g Kochsalz (Natriumchlorid).

Die Werte für die Berechnung der Rezepte wurden der »Großen GU Nährwert-Tabelle«, erweiterte Neuausgabe 1988/89, Gräfe und Unzer Verlag, München, entnommen.

Weitere häufig verwendete Abkürzungen:

EL	=	Eßlöffel	g	=	Gramm
TL	=	Teelöffel	mg	=	Milligramm
ML	=	Meßlöffel	l	=	Liter
geh.	=	gehäuft	ml	=	Milliliter
gestr.	=	gestrichen	na-arm	=	natriumarm
Msp.	=	Messerspitze	na-red.	=	natriumreduziert
Pr	=	Prise	TK	=	Tiefkühlware
Pk	=	Packung (Päckchen)			
Port.	=	Portion			
Sch	=	Scheibe			
St	=	Stück			
Be	=	Becher			

Wissenswertes vor dem Beginn

Die vorliegenden Rezepte sollen Hochdruckkranke davon überzeugen, daß es auch bei einer kochsalzarmen Ernährung möglich ist, schmackhafte Gerichte auf den Tisch zu bringen. An dieser Stelle muß jedoch erwähnt werden, daß ohne Kochsalz zubereitete Speisen mild schmecken. Daran ändern auch Kochsalz-Ersatzmittel nicht viel, da sie einerseits eben doch nur einen anderen Geschmack als das gewohnte Kochsalz haben, andererseits nur sparsam verwendet werden sollten, um einen bitteren, metallenen Nachgeschmack, der bei größeren Mengen auftreten könnte, zu vermeiden.

Wer dies weiß und sich darauf einstellt, wird über den vielleicht doch etwas anderen Geschmack nicht enttäuscht sein, als derjenige, der bei einer kochsalzarmen Kost keinen Unterschied zu kochsalzhaltiger erwartet.

Das gilt übrigens auch für alle natriumarmen Diätprodukte bzw. natriumreduzierte Lebensmittel, die im Handel erhältlich sind.

Für die Verwendung von **Kochsalz-Ersatzmittel** wird geraten, daß sie erst den fertig zubereiteten Speisen zugegeben werden, da sie während des Garens an Würzkraft verlieren.

Auch sollten sie untermengt und nicht auf die Oberfläche (Ei, Tomaten) gestreut werden, um einen direkten Kontakt mit den Geschmacksnerven zu vermeiden.

Bei den vorliegenden Rezepten wurde kein reines Diät-Salz, sondern das *Diät-Würzmittel (Alevita)* mit sehr guten Geschmackseigenschaften verwendet.

Spezieller Diättag 1

Molke-Trinktag

1½ l Diät-Kurmolke von Heirler (neuform-Reformhaus)
45 ml (3 EL) Petersilien-Frischpflanzensaft
45 ml (3 EL) Knoblauch-Frischpflanzensaft (beide von Schoenenberger neuform-Reformhaus)

Die Diät-Kurmolke wird in 5–7 Einzelportionen über den Tag verteilt getrunken, die Frischpflanzensäfte eßlöffelweise zwischendurch eingenommen.

Tagesbilanz:

46 g E, 5 g F, 78 g KH, 600 kcal/2500 kJ, 675 mg Na, 3300 mg K

Die Gesamtflüssigkeitszufuhr sollte an diesem Tag etwa 2,5–3 Liter betragen. Hierfür sind zusätzlich ungesüßte Kräuter- und Früchtetees sowie Mineralwasser mit niedrigem Natriumgehalt geeignet.

Das günstige Natrium/Kalium-Verhältnis der Diät-Kurmolke – in der Tagesportion von 1,5 Liter sind 675 mg Natrium und 2760 mg Kalium enthalten – bewirkt eine vermehrte Ausscheidung von eingelagertem Natrium und gebundenem Wasser im Körpergewebe und in Gefäßen. Die Ausscheidung wird durch die kaliumreichen Frischpflanzensäfte – in der Tagesportion von je 45 ml sind 540 mg Kalium enthalten – weiter verstärkt. Das Herz und der Kreislauf werden entlastet, Gefäße entspannt und der erhöhte Blutdruck gesenkt.

Darüberhinaus wird durch die Diät-Kurmolke die Darmfunktion angeregt und eine natürliche Darmentschlackung gefördert.

Der Molke-Trinktag kann beim Bluthochdruck allgemein einmal in der Woche oder nach Diätfehler als Entlastungstag durchgeführt werden.

Spezieller Diättag 2

Rohkost-Tag

Möhren-Sellerie-Apfel-Rohkost

100 g Möhren, geraspelt
100 g Sellerie, geraspelt
100 g Äpfel, geraspelt
10 g Zitronensaft (1 EL)
50 g Sanoghurt, 1,5% Fett (⅓ Be)
10 g Apfelkraut (1 schwach geh. TL)
10 g Haselnüsse, gehackt (8 St)

5 g E, 7 g F, 29 g KH, 200 kcal/840 kJ, 150 mg Na, 940 mg K

Bananen-Blumenkohl-Rohkost

100 g Bananen, zerdrückt
100 g Blumenkohlröschen, gehobelt
10 g Zitronensaft (1 EL)
50 g Sanoghurt, 1,5% Fett (⅓ Be)
10 g Birnenkraut
(1 schwach geh. TL)
10 g Walnüsse, gehackt (4 St)

6 g E, 7 g F, 32 g KH, 215 kcal/905 kJ, 15 mg Na, 890 mg K

Paprika-Champignon-Rohkost

100 g grüner Paprika in Streifen
100 g Champignons in Blättchen
5 g Öl (1 TL)
5 g Apfelessig (1 TL)
Petersilie, feingewiegt
Schnittlauchröllchen

4 g E, 6 g F, 3 g KH, 80 kcal/ 335 kJ, 15 mg Na, 680 mg K

Tomaten-Rettich-Rohkost

150 g Tomaten in Scheiben
100 g Rettich, geraspelt
5 g Öl (1 TL)
5 g Apfelessig (1 TL)
Kresse (1 Kästchen)

3 g E, 6 g F, 6 g KH, 90 kcal/380 kJ, 25 mg Na, 875 mg K

Spezieller Diättag 2

Chinakohl-Mandarinen-Kiwi-Rohkost

100 g Chinakohl in Streifen
100 g Mandarinen, gewürfelt
80 g Kiwi in Scheiben
10 g Zitronensaft (1 EL)
50 g Sanoghurt, 1,5% Fett (1/3 Be)
10 g Birnenkraut
(1 schwach geh. TL)
10 g Sonnenblumenkerne
(1 geh. EL)

6 g E, 6 g F, 30 g KH, 200 kcal/840 kJ, 25 mg Na, 860 mg K

Tagesbilanz:

24 g E, 32 g F, 100 g KH, 785 kcal/3200 kJ, 230 mg Na, 4245 mg K

An diesem Tag wird ausschließlich naturbelassene pflanzliche Rohkost verzehrt. Gemüse, Früchte, Obstdicksäfte, Nüsse und Samen sind natriumarm und kaliumreich. Der starke Kaliumüberschuß bewirkt eine vermehrte Ausscheidung von eingelagertem Natrium und gebundenem Wasser im Körpergewebe und in Gefäßen. Das Herz und der Kreislauf werden entlastet, die Gefäße entspannt und der erhöhte Blutdruck gesenkt.

Rohkost, ergänzt mit kleinen Mengen an hochwertigem Pflanzenöl und frischen Milchprodukten, deckt den Bedarf an essentiellen Fettsäuren und tierischem Eiweiß, enthält reichlich Vitamine und Mineralstoffe. Sie ist ballaststoffreich und fördert daher auch die Darmentschlackung.

Gemüse und Früchte enthalten viel Wasser, eine zusätzliche Flüssigkeitszufuhr von etwa 1,5 Liter in Form von ungesüßten Kräuter- und Früchtetees sowie Mineralwasser mit niedrigem Natriumgehalt ist daher ausreichend.

Der Rohkost-Tag kann bei Bluthochdruck allgemein einmal in der Woche oder nach Diätfehler als Entlastungstag durchgeführt werden.

Spezieller Diättag 3

Hafer-Tag

170 g Hafergrütze *¾ Liter Wasser*	Hafergrütze ins kochende Wasser schütten, 10 Min. köcheln und 20 Min. auf ausgeschalteter Kochplatte quellen lassen. In 4 gleich große Portionen teilen.

Frühstück

Hafergrütze mit Bananenmilch

1 Port. Hafergrütze *100 g Bananen* *100 g Dickmilch, 3,5% Fett (½ Be)* *10 g Rosinen (1 geh. EL)* *Zimt*	Banane in Scheiben schneiden, etwa die Hälfte mit Dickmilch und Zitronensaft verquirlen, mit Hafergrütze verrühren. Restliche Banane, Rosinen und Zimt unterheben. Nach Geschmack mit flüssigem Süßstoff süßen.

10 g E, 6 g F, 57 g KH, 330 kcal/1385 kJ, 55 mg Na, 765 mg K

Mittagessen

Aubergine mit Hafergrütze-Füllung

200 g Auberginen (1 kleine) *1 Port. Hafergrütze* *5 g Öl (1 TL)* *30 g Zwiebel* *100 g Tomaten* *5 g Hefeflocken (1 geh. EL)* *1 Knoblauchzehe* *Kräuter (Salbei, Oregano, Basilikum, Thymian, Rosmarin)* *schwarzer Pfeffer* *5 g Parmesan (2 geh. TL)* *Petersilie*	Aubergine der Länge nach halbieren, mit einem TL aushöhlen, so daß eine etwa 1 cm dünne Schale entsteht. Fruchtfleisch würfeln. Im heißen Öl zuerst Zwiebelwürfel anbraten, dann Auberginen-Fruchtfleisch und zuletzt Tomatenwürfel mitbraten. Kräuter zugeben, etwa 5 Min. dünsten. Gemüse mit Hafergrütze mischen, mit durchgepreßtem Knoblauch und Pfeffer würzen und in Auberginenschalen füllen. Mit Parmesan bestreuen, mit Alufolie abgedeckt 30 Min. bei 200 Grad backen. Mit Petersilie bestreut servieren.

14 g E, 10 g F, 40 g KH, 310 kcal/1300 kJ, 55 mg Na, 995 mg K

Spezieller Diättag 3

Zwischenmahlzeit

Hafergrütze mit Apfel und Kiwi

1 Port. Hafergrütze
100 g Apfel
80 g Kiwi
100 g Dickmilch, 3,5% Fett (½ Be)
10 g Zitronensaft (1 EL)
10 g Apfelkraut (1 schwach geh. TL)
5 g Kokosflocken (2 geh. TL)

Dickmilch mit Apfelkraut und Zitronensaft verquirlen, mit Hafergrütze, geriebenem Apfel und gewürfeltem Kiwi verrühren. In 2 Portionen teilen. Kokosflocken leicht anrösten (trocken), eine Hälfte über die Nachmittagsportion streuen, andere für Spätimbiß aufheben und vor dem Verzehr darüber streuen.

2 Portionen: 4 g E, 8 g F, 31 g KH, 210 kcal/880 kJ, 55 mg Na, 880 mg K

Abendessen

Hafergrütze mit Champignons

1 Port. Hafergrütze
150 g Champignons
10 g Öl (1 EL)
5 g Weizenkeim-Flocken
1 Knoblauchzehe
Kresse (1 Kästchen)
Petersilie, Schnittlauch
5 g Parmesan (2 geh. TL)

Champignonsblättchen im heißen Öl anbraten und zugedeckt 5 Min. dünsten. Hafergrütze zugeben, unter Rühren miterwärmen. Restliche Zutaten zufügen und vermischen.

13 g E, 14 g F, 29 g KH, 295 kcal/1180 kJ, 55 mg Na, 820 mg K

Spätimbiß

Hafergrütze mit Apfel und Kiwi *siehe Zwischenmahlzeit: 2. Portion*

Tagesbilanz:

41 g E, 38 g F, 157 g KH, 1115 kcal/4810 kJ, 220 mg Na, 3230 mg K

Hafer wie auch Gemüse und Obst sind von Natur aus reich an Kalium und arm an Natrium. Ergänzt mit hochwertigem Pflanzenöl, frischen Milchprodukten, Nüssen und Samen, Hefeflocken und Weizenkeimen enthält die Kost ausreichende Menge an Eiweiß, essentiellen Fettsäuren, Vitaminen, Mineralstoffen und Ballaststoffen. Zusätzlich sollten etwa 1,5 Liter Flüssigkeit getrunken werden.

Diättag 4

Frühstück

Roggenbrötchen mit fruchtigem Frischkäse

1 Roggenbrötchen (45 g)
20 g Streichfein, na-arm (2 schwach geh. TL)
20 g Birnenkraut (2 schwach geh. TL)
½ Grapefruit
Kaffee oder Tee mit Süßstoff
2 TL Kondensmilch (7,5% Fett)

Streichfein mit Birnenkraut gut verrühren. Roggenbrötchen halbieren und damit bestreichen. Grapefruit mit dem Messer von der Schale trennen, die einzelnen Filets mit einem TL nach und nach herausnehmen und gleich essen.

5 g E, 6 g F, 45 g KH, 260 kcal/1090 kJ, 275 mg Na, 490 mg K

Mittagessen

Vollkorn-Spaghetti mit Ratatouille

50 g Vollkorn-Spaghetti
50 g Zwiebeln
100 g grüner Paprika
150 g Auberginen
100 g Tomaten
5 g Öl (1 TL)
1 Knoblauchzehe
Kräuter der Provence (Oregano, Thymian, Rosmarin, Basilikum)
schwarzer Pfeffer
½ TL Diät-Würzmittel
5 g Parmesan (2 TL)

Im heißen Öl zuerst Zwiebelwürfel anbraten, dann nach und nach Paprikastreifen und Auberginenscheiben zugeben, kurz mitbraten. Gewürfelte Tomaten, durchgepreßten Knoblauch und gerebelte Kräuter der Provence zugeben, bei kleiner Hitze zugedeckt etwa 10 Min. dünsten. In der Zwischenzeit Vollkorn-Spaghetti 8–10 Min. bißfest kochen. Ratatouille mit Pfeffer und Diät-Würzmittel würzen, abgetropfte gegarte Spaghetti unterheben, mit Parmesan bestreuen.

15 g E, 9 g F, 46 g KH, 330 kcal/1385 kJ, 70 mg Na, 965 mg K

Zwischenmahlzeit

Bananen-Quarkcreme

100 g Magerquark
50 g Bananen
Zitronensaft, Zimt
flüssiger Süßstoff

Magerquark mit zerkleinerter Banane und Zitronensaft im Mixer cremig aufschlagen, mit Zimt und Süßstoff abschmecken.

14 g E, – F, 13 g KH, 120 kcal/505 kJ, 40 mg Na, 290 mg K

Diättag 4

Abendessen

Dämpfkartoffeln mit Ei, Kopfsalat

200 g Kartoffeln
50 g Lauch
5 g Öl (1 TL)
1 Hühnerei, Gew. Kl. 6
1 gestr. TL klare Suppe mit Gemüse, na-arm (Instantpulver)
weißer Pfeffer,
Liebstöckl,
Petersilie
50 g Kopfsalat
5 g Öl (1 TL)
5 g Essig (1 TL)
1 Msp Diät-Würzmittel
Lauchgrün

Lauchzwiebel in feine Ringe, Lauchgrün in Röllchen schneiden (nur zartgrünen Teil). Kartoffeln schälen, in dünne Scheiben schneiden. Im heißen Öl zuerst Lauchringe kurz anbraten, dann Kartoffeln zugeben, hellbraun braten. Ei mit 5 EL Wasser und Suppen-Instantpulver, Pfeffer und Liebstöckl verquirlen, über die Kartoffeln gießen. Bei kleinster Hitzezufuhr zugedeckt etwa 10 Min. gar dämpfen. Mit Petersilie bestreuen. Kopfsalat in mundgerechte Stücke zupfen, mit Öl, Essig, Pfeffer und Diät-Würzmittel anmachen, mit Lauchröllchen bestreuen.

11 g E, 16 g F, 35 g KH, 330 kcal/1385 kJ, 250 mg Na, 1570 mg K

Spätimbiß

Obstsalat

½ Grapefruit (Rest vom Frühstück)
50 g Bananen (Rest vom Nachmittag),
Rum-Aroma,
fl. Süßstoff
5 g Kokosflocken (1 EL)

Grapefruit-Fruchtfleisch mit einem Teelöffel herausnehmen, mit Bananenscheiben, Rum-Aroma und Süßstoff vermischen und mit gerösteten Kokosflocken bestreuen.

1 g E, 3 g F, 21 g KH, 120 kcal/505 kJ, – Na, 445 K

Tagesbilanz:

46 g E, 34 g F, 160 g KH, 1200 kcal/5040 kJ, 635 mg Na, 3760 mg K

Diättag 5

Frühstück

Buchweizengrütze mit Ananas

25 g Buchweizengrütze
60 ml Wasser
50 g Sanoghurt, 1,5% Fett (1/3 Be)
120 g Ananas aus der Dose, ungesüßt (2 Sch)
70 ml Ananassaft (7 EL)
10 g Kokosflocken (2 EL)
Kaffee oder Tee mit Süßstoff
2 TL Kondensmilch, 7,5% Fett

Buchweizengrütze ins kochende Wasser schütten, umrühren und zugedeckt bei kleinster Hitzezufuhr etwa 10 Min. quellen lassen. Ananasscheiben würfeln, mit Buchweizengrütze, Joghurt und Ananassaft vermischen, mit frisch gerösteten Kokosflocken bestreuen. Noch warm essen.

8 g E, 9 g F, 53 g KH, 330 kcal/1385 kJ, 35 mg Na, 300 mg K

Mittagessen

Gebackener Sellerie mit Knoblauchsauce und Ofen-Kartoffeln

200 g Knollensellerie (1 Sch etwa 3 cm dick)
1/2 Delikateß-Würstchen, na-arm
20 g Trapistenkäse, na-arm
weißer Pfeffer
Kondensmilch zum Bestreichen
8 g Sesam-Vollkorn-Knäckebrot, na-arm (1 Sch)
5 g Weizenkleie (1 EL)
1 TL Parmesan
1/2 TL Halbfettmargarine
150 g Kartoffeln
Knoblauchsauce:
50 g saure Sahne, 10% Fett (1/3 Be)
50 g Magerquark (1 geh. EL)
1/4 Pk TK-Kräutermischung
1/2 TL Diät-Senf
1 Knoblauchzehe
1 Msp Diät-Würzmittel

Vom mittl. Teil einer gr. Sellerieknolle eine Scheibe abschneiden und in wenig Wasser halbgar kochen. Selleriescheibe in der Mitte nicht ganz durchschneiden, mit fein gewürfeltem Würstchen und Trapistenkäse füllen. Mit Kondensmilch bestreichen und pfeffern. Knäckebrot mit Nudelholz oder im Mixer zerbröseln, mit Weizenkleie und Parmesan vermischen, die Selleriescheibe darin von beiden Seiten andrükken. Kartoffeln gut abbürsten, mit einer Gabel mehrmals einstechen, auf einem Backblech im vorgeheizten Backofen bei 220 Grad etwa 25 Min. backen. Dann Selleriescheibe dazulegen, Halbfettmargarine in Flöckchen darauf verteilen und zusammen weitere 20 Min. backen. In der Zwischenzeit aus den angegebenen Zutaten eine Kräutersauce herstellen.

19 g E, 19 g F, 39 g KH, 400 kcal/1680 kJ, 350 mg Na, 1730 mg K

Diättag 5

Zwischenmahlzeit

Zitronenjoghurt mit Kiwi

100 g Sanoghurt, 1,5% Fett (⅔ Be)
½ Zitrone (Saft)
flüssiger Süßstoff
80 g Kiwi (1 St)

Joghurt mit Zitronensaft verrühren, mit Süßstoff abschmecken und gewürfeltes Kiwi-Fruchtfleisch unterheben.

4 g E, 2 g F, 14 g KH, 90 kcal/380 kJ, 50 mg Na, 415 mg K

Abendessen

Seelachs portugiesisch

125 g Seelachs
150 g Tomaten
50 g Zwiebeln
50 g grüner Paprika
1 Knoblauchzehe
5 g Öl (1 TL)
3 EL Wasser
Pfeffer, frisch gemahlen
Petersilie
Alufolie
45 g Grahambrötchen (1 St)

Tomaten, Zwiebeln und Paprika in Scheiben schneiden. Mit etwa der Hälfte eine feuerfeste Form auslegen. Fisch darauf legen und pfeffern. Mit restlichem Gemüse bedecken. Öl mit Wasser und durchgepreßtem Knoblauch verrühren, darüber gießen. Mit Alufolie abgedeckt im vorgeheizten Backofen bei 180 Grad etwa 40 Min. garen. Mit Petersilie bestreuen. Dazu Brötchen essen.

30 g E, 7 g F, 27 g KH, 290 kcal/1220 kJ, 610 mg Na, 1255 mg K

Spätimbiß

Getrocknete Bananen mit Haselnüssen

20 g getrocknete Bananen (Trockenobst-Nußbar im Lebensmittelgeschäft oder neuform-Reformhaus)
5 g Haselnüsse (4 St)

– E, 3 g F, 16 g KH, 100 kcal/420 kJ, – Na, 315 mg K

Tagesbilanz:

62 g E, 40 g F, 149 g KH, 1210 kcal/5080 kJ, 1045 mg Na, 4025 mg K

Diättag 6

Frühstück

Knäckebrot mit Schmelzkäse

16 g Vollkorn-Knäckebrot, na-arm (2 Sch)
½ Ecke Schmelzkäse, na-arm
100 g grüner Paprika
150 ml Orangensaft, ungesüßt
Kaffee oder Tee mit Süßstoff
2 TL Kondensmilch, 7,5% Fett

Knäckebrot mit Schmelzkäse bestreichen und mit feingeschnittenen Paprikastreifen belegen.

9 g E, 5 g F, 36 g KH, 220 kcal/925 kJ, 60 mg Na, 785 mg K

Mittagessen

Currylinsen mit Vollkornspiralen

50 g rote Linsen
25 g Zwiebeln
25 g Äpfel (z. B. Boskop)
50 g Bananen
5 g Öl (1 TL)
1 Knoblauchzehe
¼ TL Currypulver, ohne Salzzusatz
¼ TL Koriander, gemahlen
¼ TL Kreuzkümmel
1 Pr Cayennepfeffer
½ TL Diät-Würzmittel
25 g Vollkorn-Spiralen
30 g saure Sahne, 10% Fett (1 schwach geh. EL)
Schnittlauchröllchen

Vollkorn-Spiralen bißfest kochen. Im heißen Öl zuerst Zwiebelwürfel und feingehackten Knoblauch glasig dünsten, dann grobgeraspelten Apfel zugeben und kurz mitdünsten. Mit ⅛ Liter Wasser ablöschen, Linsen, Koriander und Kreuzkümmel zufügen, einmal aufkochen, danach zugedeckt etwa 15 Min. bei kleinster Hitzezufuhr garen. Bananenscheiben und Currypulver unterheben, weitere 5 Min. garen. Abgetropfte Nudeln zugeben, mit Cayennepfeffer und Diät-Würzmittel würzen. Mit einer Haube aus saurer Sahne und Schnittlauchröllchen auf einem Teller anrichten.

18 g E, 9 g F, 59 g KH, 390 kcal/1640 kJ, 30 mg Na, 775 mg K

Zwischenmahlzeit

Möhren-Apfel-Rohkost

100 g Möhren, 100 g Äpfel
10 g Zitronensaft (1 EL)
flüssiger Süßstoff
30 g saure Sahne, 10% Fett
5 g Sesamsamen (1 geh. TL)

Möhren und Apfel grob raspeln, mit saurer Sahne und Zitronensaft verrühren, mit Süßstoff abschmecken und mit frisch gerösteten Sesamsamen bestreuen.

2 g E, 5 g F, 19 g KH, 135 kcal/565 kJ, 75 mg Na, 515 mg K

Diättag 6

Abendessen

Vollkornbrötchen mit Hausmacher-Pastete, Salat

45 g Vollkorn-Brötchen (1 St)
25 g Pastete »Hausmacher Art«, na-arm (1 Port.)
Je 50 g Eisbergsalat, Tomaten, Gurken, Paprikaschoten und Zwiebeln
Petersilie
10 g Öl (1 EL)
10 g Essig (1 EL)
½ TL Diät-Senf
⅓ TL Diät-Würzmittel
schwarzer Pfeffer

Brötchen halbieren und mit Pastete bestreichen. Dazu einen gemischten Salat zubereiten.

9 g E, 15 g F, 30 g KH, 300 kcal/1260 kJ, 210 mg Na, 875 mg K

Spätimbiß

Bananen-Buttermilch mit Sanddornsaft

150 ml Buttermilch
50 g Bananen
10 g Schmelz-Haferflocken (1 geh. EL)
20 g Sanddornsaft, ungesüßt (2 EL)

Alle Zutaten miteinander verquirlen oder gut verrühren.

7 g E, 2 g F, 24 g KH, 145 kcal/610 kJ, 85 mg Na, 485 mg K

Tagesbilanz:

45 g E, 36 g F, 168 g KH, 1190 kcal/5000 kJ, 460 mg Na, 3435 mg K

Diättag 7

Frühstück

Frischkornbrei

30 g Weizen, frisch gemahlen
55 ml Wasser
50 g Äpfel
Zitronensaft
150 g Joghurt, 1,5% Fett (1 Be)
10 g Apfelkraut (1 schwach geh. TL)
10 g Haselnüsse (8 St)
Kaffee oder Tee mit Süßstoff
2 TL Kondensmilch, 7,5% Fett

Weizen frisch mahlen (ohne Getreidemühle geht es auch in der Kaffeemühle!), im Wasser mind. 30 Min. quellen lassen. Joghurt mit Apfelkraut und Zitronensaft verrühren, mit geraspeltem Apfel und eingeweichtem Weizenschrot vermengen. Mit grobgehackten Haselnüssen bestreuen.

10 g E, 9 g F, 41 g KH, 290 kcal/1220 kJ, 75 mg Na, 320 mg K

Mittagessen

Schweinefilet mit Rosenkohlpüree

100 g Schweinefilet
Delikata-Gewürzmischung (neuform-Reformhaus)
½ TL Öl
300 g Rosenkohl (frisch oder TK)
24 g Sesam-Vollkorn-Knäckebrot, na-arm (3 Sch)
1 TL Zitronensaft
½ TL Öl
1 Pr Muskat
1 Spritzer Tabasco
⅓ TL Diät-Würzmittel
1 Pr weißer Pfeffer

Rosenkohl in ⅛ Liter Wasser etwa 15 Min. garen, dann mit zerbröckeltem Knäckebrot und so viel Kochwasser im Mixer pürieren, daß ein dicker Brei entsteht. Mit Gewürzen abschmecken. Schweinefilet mit Delikata bepudern, in einer beschichteten Pfanne in wenig Öl von beiden Seiten braten.

36 g E, 20 g F, 28 g KH, 435 kcal/1825 kJ, 110 mg Na, 1875 mg K

Zwischenmahlzeit

Vollkornkekse mit Birnenkraut

30 g Vollkornkekse (3 St)
10 g Birnenkraut (1 schwach geh. TL)
Kaffee oder Tee mit Süßstoff
2 TL Kondensmilch, 7,5% Fett

Vollkornkekse mit Birnenkraut bestreichen. Dazu Kaffee oder Tee.

3 g E, 7 g F, 24 g KH, 170 kcal/715 kJ, 90 mg Na, 175 mg K

Diättag 7

Abendessen

Spargelcremesuppe mit Kartoffeln und Kresse

½ Pk Spargelcreme-Suppe, na-arm (Instant-Pulver)
375 ml Wasser
100 g Kartoffeln
⅓ TL Diät-Würzmittel
½ Kästchen Kresse
weißer Pfeffer
45 g Mischbrot (1 Sch)

Kartoffeln schälen, in kleine Würfel schneiden und im Wasser etwa 5 Min. kochen. Spargelcremesuppe einstreuen und unter gelegentlichem Umrühren bei schwacher Hitzezufuhr etwa 5 Min. kochen. Mit Kresse bestreuen. Dazu Brot.

8 g E, 5 g F, 48 g KH, 270 kcal/1135 kJ, 475 mg Na, 1030 mg K

Spätimbiß

Mandarinen

100 g Mandarinen
(oder 1 kleine Orange)

– E, – F, 10 g KH, 45 kcal/190 kJ, – Na, 210 mg K

Tagesbilanz:

57 g E, 41 g F, 151 g KH, 1210 kcal/5080 kJ, 750 mg Na, 3610 mg K

Diättag 8

Frühstück

Grahambrötchen mit Gutsleberwurst

45 g Grahambrötchen (1 St)
25 g Gutsleberwurst, na-reduziert
100 g Tomaten
Petersilie
Kaffee oder Tee mit Süßstoff
2 TL Kondensmilch, 7,5% Fett

Brötchen halbieren, mit Gutsleberwurst bestreichen und Petersilie bestreuen. Dazu Tomate.

9 g E, 7 g F, 22 g KH, 190 kcal/800 kJ, 305 mg Na, 530 mg K

Mittagessen

Möhrenbratlinge mit Kräutersauce

125 g Möhren
24 g Sesam-Vollkorn-Knäckebrot, na-arm (3 Sch)
1 Hühnerei, Gew. Kl. 6
10 g Zwiebelwürfel (1 EL)
5 g Sonnenblumenkerne (1 EL)
1 Msp Diät-Würzmittel
1 Msp weißer Pfeffer
1 EL Weizenkleie zum Wälzen
Kräutersauce:
50 g Streichfein, na-arm (¼ Pk)
20 g Tomaten-Ketchup, na-arm (1 EL)
¼ TL Kräuter der Provence (Oregano, Thymian, Rosmarin, Basilikum)
1–2 Spritzer Tabasco
1 Knoblauchzehe
1 Msp Diät-Würzmittel

Knäckebrot mit Nudelholz oder im Mixer zerbröseln, mit geraspelten Möhren, Zwiebeln, Ei und Sonnenblumenkernen zu einer Masse verarbeiten, mit Pfeffer und Diätwürzmittel würzen, etwa 30 Min. ruhen lassen. Danach 2 flache Bratlinge formen, in Weizenkleie andrücken und auf ein mit Backpapier ausgelegtes Backblech setzen. Im vorgeheizten Backofen bei 200 Grad etwa 20 Min. backen. In der Zwischenzeit Kräutersauce zubereiten.

13 g E, 23 g F, 27 g KH, 365 kcal/1535 kJ, 115 mg Na, 645 mg K

Diättag 8

Zwischenmahlzeit

Schwedenmilch mit Birnenkraut

150 ml Schwedenmilch
20 g Birnenkraut
(2 schwach geh. TL)
1 Pr Zimt

Alle Zutaten miteinander gut verrühren oder verquirlen.

5 g E, 5 g F, 20 g KH, 140 kcal/590 kJ, 70 mg Na, 385 mg K

Abendessen

Grünkernsalat mit Trapistenkäse

50 g Grünkern
80 g grüne Bohnen (frisch oder TK)
Bohnenkraut
80 g Tomaten
25 g Trapistenkäse, na-arm
10 g Öl, (1 EL)
10 g Essig (1 TL)
⅓ TL Diät-Würzmittel
weißer Pfeffer
Schnittlauchröllchen
frisches Basilikum

Grünkern in ⅛ Liter Wasser aufkochen, danach bei kleinster Hitzezufuhr etwa 30 Minuten zugedeckt garen. Bohnen brechen und in wenig Wasser mit Bohnenkraut bißfest garen. Beides abkühlen lassen. Dann mit Tomatenachteln, Käsewürfeln, Schnittlauch und gehacktem Basilikum vermischen, mit Öl, Essig, Pfeffer und Diät-Würzmittel anmachen. Kurz ziehen lassen.

16 g E, 19 g F, 36 g KH, 380 kcal/1595 kJ, 15 mg Na, 805 mg K

Spätimbiß

Dörraprikosen

50 g getrocknete Aprikosen

2 g E, – F, 29 g KH, 130 kcal/545 kJ, 5 mg Na, 685 mg K

Tagesbilanz:

45 g E, 54 g F, 134 g KH, 1210 kcal/5080 kJ, 520 mg Na, 3050 mg K

Diättag 9

Frühstück

Beeren-Hirseflocken-Müsli

30 g Hirseflocken
100 g Brombeeren
(frisch oder TK ungesüßt)
150 g Joghurt, 1,5% Fett (1 Be)
1 TL Zitronensaft
Vanille-Aroma
flüssiger Süßstoff
10 g Haselnüsse (8 Stück)
Kaffee oder Tee mit Süßstoff
2 TL Kondensmilch, 7,5% Fett

Müsli-Zutaten verrühren und mit gehackten Haselnüssen bestreuen.

9 g E, 11 g F, 31 g KH, 260 kcal/1090 kJ, 60 mg Na, 515 mg K

Mittagessen

Gemüsetopf mit Graupen

45 g Graupen
300 ml klare Suppe mit Gemüse, na-arm
100 g Zucchini
100 g Sellerie
25 g Lauchzwiebeln
100 g Blumenkohl
½ TL Diätwürzmittel
schwarzer Pfeffer
Sellerieblatt
25 g Jagdwurst, na-reduziert

Graupen (über Nacht eingeweicht) in klarer Suppe etwa 15 Minuten kochen. In der Zeit Gemüse putzen, waschen, zerkleinern und dann mit Graupen 10 Minuten garen. Sellerieblatt und gewürfelte Jagdwurst zugeben und noch 5 Minuten auf ausgeschalteter Kochplatte ziehen lassen. Mit Pfeffer und Diät-Würzmittel abschmecken.

17 g E, 8 g F, 40 g KH, 300 kcal/1260 kJ, 575 mg Na, 1800 mg K

Zwischenmahlzeit

Vollkornbrot mit Birnenkraut-Frischkäse

45 g Vollkornbrot (1 Sch)
10 g Streichfein, na-arm
(1 schwach geh. TL)
10 g Birnenkraut
(1 schwach geh. TL)

Streichfein mit Birnenkraut verrühren und auf Vollkornbrot streichen.

3 g E, 3 g F, 25 g KH, 140 kcal/590 kJ, 175 mg Na, 205 mg K

Diättag 9

Abendessen

Ei in grüner Sauce, Kartoffeln und Endiviensalat

1 hartgekochtes Ei, Gew. Kl. 6
grüne Sauce:
75 g Dickmilch, 1,5% Fett
25 g saure Sahne, 10% Fett
¼ Pk TK-Kräutermischung
⅓ TL Diät-Würzmittel
½ TL Diät-Senf
1 Spritzer Worcestersauce
1 Msp weißer Pfeffer
200 g Kartoffeln
50 g Endiviensalat
Salatsauce:
1 TL Öl
1 EL Essig
1 EL Wasser
1 Msp Diät-Würzmittel
1 Msp schwarzer Pfeffer, frisch gemahlen
Schnittlauchröllchen

Grüne Sauce aus den angegebenen Zutaten zubereiten, auf einen Teller gießen. Gekochtes Ei halbieren und darauf setzen. Kartoffeln gut abbürsten, mit der Schale kochen und pellen. Mit Endiviensalat zum Ei reichen.

13 g E, 14 g F, 35 g KH, 320 kcal/1345 kJ, 110 mg Na, 1490 mg K

Spätimbiß

Kalifornischer Obstsalat

15 g Datteln, getrocknet
15 g Feigen, getrocknet
75 g Orangen
60 g Äpfel
1 TL Zitronensaft
flüssiger Süßstoff
10 g Walnüsse (4 St)

Früchte zerkleinern, mit Zitronensaft und Süßstoff abschmecken und mit gehackten Walnüssen bestreuen.

3 g E, 7 g F, 31 g KH, 200 kcal/840 kJ, 15 mg Na, 465 mg K

Tagesbilanz:

45 g E, 43 g F, 162 g KH, 1220 kcal/5125 kJ, 935 mg Na, 4475 mg K

Diättag 10

Frühstück

Roggenmüsli mit Möhren

30 g Roggenflocken
50 ml Orangensaft, ungesüßt
50 ml Wasser
50 g Möhren
30 g Äpfel
30 g saure Sahne, 10% Fett (2 geh. TL)
flüssiger Süßstoff
5 g Sesamsamen
Kaffee oder Tee mit Süßstoff
2 TL Kondensmilch, 7,5% Fett

Orangensaft mit Wasser strecken und darin Roggenflocken 10 Min. einweichen. Mit geraspelten Möhren, Äpfeln und saurer Sahne verrühren. Mit Süßstoff abschmekken und gerösteten Sesamsamen bestreuen.

6 g E, 7 g F, 31 g KH, 210 kcal/880 kJ, 55 mg Na, 490 mg K

Mittagessen

Rindsroulade mit Naturreis

120 g Rindsroulade
1 TL Diät-Senf
1 TL Parmesan
frisch gemahlener Pfeffer
50 g Bananen (½)
5 g Öl (1 TL)
100 ml Wasser
1 gestr. TL klare Hühnersuppe, na-arm
¼ TL Delikata (Gewürzmischung mit Curry)
1 ML Diät-Bindefix, Nestargel oder Biobin
30 g Naturreis
½ TL Öl
1 TL Zwiebelwürfel
100 ml Wasser
⅓ TL Diät-Würzmittel

Rindsroulade breit klopfen, mit Senf bestreichen, mit Parmesan und schwarzen Pfeffer bestreuen. Banane einrollen und mit Fleischspießchen oder Faden zusammenhalten, in heißem Öl rundum anbraten, 4 EL Wasser aufgießen, 30–40 Min. zugedeckt schmoren. In der Zwischenzeit Zwiebelwürfel im heißen Öl anbraten, Naturreis zugeben, anrösten. Mit heißem Wasser aufgießen, einmal aufkochen lassen, zugedeckt bei geringer Hitzezufuhr 30 Min. quellen lassen. Mit Diät-Würzmittel würzen. Rindsroulade herausnehmen, warm stellen. Bratfond mit restlichem Wasser auflösen, mit Hühnersuppe-Instantpulver und Delikata würzen. Diät-Bindemittel unter Rühren einstreuen, die Soße eindicken.

30 g E, 21 g F, 33 g KH, 440 kcal/1850 kJ, 220 mg Na, 1015 mg K

Diättag 10

Zwischenmahlzeit

Chinakohl-Mandarinen-Salat

100 g Chinakohl
50 g Mandarinenwürfel
100 g Joghurt, 1,5% Fett (⅔ Be)
1 TL Zitronensaft, Vanille-Aroma
fl. Süßstoff, 5 g Haselnüsse (4 St)

Chinakohl in feine Streifen schneiden und mit übrigen Zutaten anmachen. Mit grobgehackten Haselnüssen bestreuen.

6 g E, 6 g F, 10 g KH, 125 kcal/525 kJ, 55 mg Na, 470 mg K

Abendessen

Gefüllte Tomate und Frühlingszwiebeln

250 g Fleischtomaten (1 große)
25 g Pastete Hausmacher Art, na-arm
10 g Streichfein, na-arm (1 gestr. TL)
fr. Basilikum, Schnittlauch
⅓ TL Diät-Würzmittel
100 g Frühlingszwiebeln
32 g Vollkorn-Knäckebrot, na-arm (4 Sch)

Von der Tomate einen Deckel abschneiden, das Fruchtfleisch mit einem Teelöffel herausnehmen und zerkleinern. Pastete mit Streichfein, Kräutern, Tomatenfruchtfleisch und Diät-Würzmittel cremig verrühren und in die ausgehöhlte Tomate füllen. Dazu Frühlingszwiebeln und Knäckebrot.

10 g E, 9 g F, 43 g KH, 295 kcal/1240 kJ, 70 mg Na, 1555 mg K

Spätimbiß

Backobstkaltschale

2 St getrocknete Aprikosen
2 St getrocknete Pflaumen
1 St getrocknete Apfelringe
1 St getrocknete Pfirsiche
1 TL Rosinen
⅛ l heißes Wasser
abgeriebene Zitronenschale, Zimt
1 ML Diät-Bindefix, Nestargel oder Biobin, 1 TL geröstete Kokosflocken

Getrocknete Früchte zerkleinern, mit heißem Wasser übergießen, 2 Stunden einweichen. Zimt, abgeriebene Zitronenschale und flüssigen Süßstoff zugeben, etwa 10 Min. zugedeckt kochen. Diät-Bindemittel einstreuen, unter Rühren eindicken. Danach abkühlen lassen, vor dem Verzehr mit gerösteten Kokosflocken bestreuen.

1 g E, 3 g F, 26 g KH, 135 kcal/565 kJ, 5 mg Na, 830 mg K

Tagesbilanz: 53 g E, 46 g F, 143 g KH, 1205 kcal/5060 kJ, 405 mg Na, 4360 mg K

Diättag 11

Frühstück

Kiwiquark mit Sesam-Knäckebrot

32 g Sesam-Vollkorn-Knäckebrot, na-arm (4 Sch)
60 g Magerquark
100 g Kiwi (1 große)
Zitronensaft
flüssiger Süßstoff
1 TL Kokosflocken
Kaffee oder Tee mit Süßstoff
2 TL Kondensmilch, 7,5% Fett

Magerquark mit Zitronensaft und etwas Wasser verrühren, gewürfeltes Kiwi-Fruchtfleisch unterheben, mit Süßstoff abschmecken und auf Knäckebrote streichen. Mit Kokosflocken bestreuen.

13 g E, 7 g F, 36 g KH, 265 kcal/1115 kJ, 60 mg Na, 750 mg K

Mittagessen

Buchweizen mit Paprikagemüse

50 g Buchweizen
100 ml klare Suppe mit Gemüse, na-arm
200 g Paprikaschoten (grün und gelb)
30 g Zwiebeln
5 g Öl (1 TL)
100 ml Wasser
150 g Tomaten
Pfeffer, Paprikapulver, scharf
½ TL Diät-Würzmittel
1 ML Diät-Bindefix, Nestargel oder Biobin
½ St Delikateß-Würstchen, na-red.
Petersilie

Buchweizen in klarer Suppe aufkochen, etwa 10 Min. leise köcheln, danach weitere 10 Min. auf ausgeschalteter Kochplatte quellen lassen. In der Zwischenzeit Zwiebeln im heißen Öl anbraten, Paprikaschoten in Achteln schneiden, zugeben und kurz mitbraten. Wasser aufgießen, etwa 5 Min. zugedeckt schmoren lassen. Tomatenscheiben, Pfeffer und Paprikapulver unterheben, weitere 5 Minuten mitschmoren. Mit Diät-Würzmittel würzen und mit Diät-Bindemittel eindicken. Delikateß-Würstchen in feine Scheiben schneiden und untermengen. Mit Petersilie bestreut zum Buchweizen reichen.

13 g E, 14 g F, 49 g KH, 375 kcal/1575 kJ, 255 mg Na, 1450 mg K

Diättag 11

Zwischenmahlzeit

Vitamin-Coctail

100 ml Karottensaft
100 ml Orangensaft, ungesüßt
10 g Schmelz-Haferflocken (1 geh. EL)
50 g Bananen

Alle Zutaten im Mixer verquirlen.

3 g E, 1 g F, 32 g KH, 145 kcal/610 kJ, 55 mg Na, 600 mg K

Abendessen

Pastetencreme auf Vollkornbrot, Champignonsalat

90 g Vollkornbrot (2 Sch)
25 g Pastete »Ungarischer Art«, na-arm
25 g Magerquark
1 Msp Diät-Würzmittel
1 Msp Paprikapulver
25 g rote Paprikaschote
100 g Champignons
½ Kästchen Kresse
Salatsauce: *1 EL Öl, 1 EL Essig*
1 Knoblauchzehe
1 Msp Diät-Würzmittel
1 Msp weißer Pfeffer

Pastete mit Magerquark cremig verrühren, mit Paprikapulver und Diät-Würzmittel abschmecken. Feingewürfelte Paprikaschote untermengen und auf Brote streichen. Champignons in feine Blättchen schneiden, mit Kresse und Salatsauce vermengen.

15 g E, 15 g F, 41 g KH, 360 kcal/1510 kJ, 390 mg Na, 1075 mg K

Spätimbiß

Bananen-Sesam-Schiffchen

50 g Bananen (½)
½ TL Zitronensaft
1 TL geröstete Sesamsamen

Banane längs halbieren, mit Zitronensaft beträufeln, die Schnittflächen in gerösteten Sesamsamen andrücken.

– E, 1 g F, 10 g KH, 50 kcal/210 kJ, – Na, 200 mg K

Tagesbilanz: 44 g E, 38 g F, 168 g KH, 1195 kcal/5020 kJ, 760 mg Na, 4075 mg K

Diättag 12

Frühstück

Pumpernickel mit Weizenkeim-Bananen-Butter

50 g Bananen
15 g Weizenkeim-Flocken (3 geh. TL)
90 g Pumpernickel (2 Sch)
Kaffee oder Tee mit Süßstoff
2 TL Kondensmilch, 7,5% Fett

Weizenkeim-Flocken in einer beschichteten Pfanne ohne Fett goldgelb rösten und abkühlen lassen, mit Banane im Mixer oder mit Handrührgerät zu einer glatten Creme verrühren, auf Pumpernickel streichen.

11 g E, 1 g F, 60 g KH, 300 kcal/1260 kJ, 345 mg Na, 585 mg K

Mittagessen

Kabeljau mit Suppengemüse Kartoffeln

150 g Kabeljaufilet
Zitronensaft
250 g TK-Suppengemüse
10 g Diät-Margarine (2 gestr. TL)
3 g Mehl (1 gestr. TL)
1/8 l Wasser
1 TL TK-Kräutermischung
1 EL Kondensmilch, 7,5% Fett
150 g Kartoffeln
1/2 TL Diät-Würzmittel

Kabeljaufilet mit Zitronensaft beträufeln, in Stücke schneiden. TK-Suppengemüse in 1/8 Liter Wasser etwa 10 Min. garen, Fisch zugeben, etwa 10 Min. weitergaren. Mehl in Margarine anschwitzen, mit Fischsud ablöschen und das Gemüse mit Fisch damit eindicken. Mit Kondensmilch verfeinern, mit Diät-Würzmittel abschmecken. Kräuter unterheben und zu gekochten Kartoffeln reichen.

36 g E, 10 g F, 38 g KH, 400 kcal/1640 kJ, 185 mg Na, 2005 mg K

Zwischenmahlzeit

Himbeer-Dickmilch

100 g Dickmilch, 3,5% Fett
50 g Himbeeren (frisch oder TK ungesüßt)
flüssiger Süßstoff
10 g Vollkorn-Haferflocken (1 geh. EL)

Alle Zutaten im Mixer verquirlen und mit Süßstoff abschmecken.

5 g E, 3 g F, 14 g KH, 105 kcal/440 kJ, 45 mg Na, 275 mg K

Diättag 12

Abendessen

Linsensalat mit Lauch und Möhren

40 g braune Linsen
½ l Wasser
50 g Möhren
25 g Zwiebeln
50 g Lauch
1 Lorbeerblatt
Salatsauce:
1 EL Essig
1 TL Diät-Senf
1 EL Öl
½ TL Diät-Würzmittel
schwarzer Pfeffer
Petersilie
45 g Vollkornbrot (1 Sch)

Linsen etwa 3 Stunden einweichen, danach etwa 30 Min. garen. Möhrenscheibchen und Lorbeerblatt zugeben, weitere 5–10 Min. garen. Abgießen und abkühlen lassen. Mit Zwiebelwürfeln und Lauchringen vermischen, Salatsauce unterheben, kurz ziehen lassen. Mit Petersilie bestreuen. Dazu Brot.

15 g E, 6 g F, 44 g KH, 295 kcal/1240 kJ, 210 mg Na, 750 mg K

Spätimbiß

Birne mit Walnüssen

150 g Birnen
10 g Walnüsse (4 Stück)

Birne gut waschen, in Achteln schneiden, Kerngehäuse entfernen. Dazu Walnüsse knabbern.

2 g E, 6 g F, 16 g KH, 130 kcal/545 kJ, 5 mg Na, 250 mg K

Tagesbilanz:

69 g E, 26 g F, 172 g KH, 1230 kcal/5165 kJ, 790 mg Na, 4455 mg K

Diättag 13

Frühstück

Müsli mit Dörrobst

20 g gemischte Trockenfrüchte
50 ml Wasser
100 g Dickmilch, 3,5% Fett
10 g Haselnüsse (8 St)
Kaffee oder Tee mit Süßstoff
2 TL Kondensmilch, 7,5% Fett

Trockenobst zerkleinern, über Nacht im Wasser einweichen. Am Morgen mit Dickmilch und Haferflocken verrühren. Grobgehackte Haselnüsse darüber streuen.

10 g E, 12 g F, 30 g KH, 265 kcal/1115 kJ, 50 mg Na, 785 mg K

Mittagessen

Lauch-Möhren-Gemüse mit Naturreis

100 g Möhren
125 g Lauch
75 g Bananen
5 g Öl (1 TL)
1 Knoblauchzehe
¼ TL Kurkuma (Gelbwurz)
¼ TL Kreuzkümmel
¼ TL Koriander, gemahlen
1 Nelke
1 Pr Chilipulver
40 g Kokosraspeln
¼ l Wasser
1 TL Zitronensaft
½ TL Diät-Würzmittel
30 g Naturreis
75 ml Wasser
1 Msp Diät-Würzmittel

Kokosraspel in ¼ Liter Wasser aufkochen, zugedeckt auf ausgeschalteter Kochplatte dämpfen lassen. Im heißen Öl zuerst gehackten Knoblauch anbraten, dann Lauchringe und Möhrenraspeln zugeben, kurz mitbraten. Kokosrapsel mit Flüssigkeit sowie Gewürze zugeben, zugedeckt bei kleiner Hitzezufuhr etwa 10 Min. garen. Bananenscheiben mit Zitronensaft beträufeln und unterheben. Zugedeckt weitere 5 Min. garen. Zuletzt mit Diät-Würzmittel abschmecken. Naturreis in 75 ml Wasser aufkochen, bei kleiner Hitzezufuhr 30 Min. quellen lassen. Mit Diät-Würzmittel abschmecken.

7 g E, 13 g F, 51 g KH, 350 kcal/1470 kJ, 75 mg Na, 1170 mg K

Zwischenmahlzeit

Früchtejoghurt

150 g Früchtejoghurt, 1,5% Fett (1 Be)

5 g E, 2 g F, 115 kcal/480 kJ, 60 mg Na, 195 mg K

Diättag 13

Abendessen

Vollkornbrot mit Tartex-Pastete

90 g Vollkornbrot (2 Sch)
25 g Tartex-Pastete Delikateß na-arm (1 Port.)
½ Kästchen Kresse
100 g Radieschen

Vollkornbrot mit Pastete bestreichen, mit Radieschenscheiben und Kresse belegen. Restliche Radieschen dazu essen.

9 g E, 4 g F, 41 g KH, 315 kcal/1325 kJ, 370 mg Na, 905 mg K

Spätimbiß

Apfel mit Sonnenblumenkernen

150 g Äpfel
10 g Sonnenblumenkerne, geröstet (1 geh. EL)

3 g E, 6 g F, 17 g KH, 135 kcal/565 kJ, – Na, 285 mg K

Tagesbilanz:

34 g E, 37 g F, 156 g KH, 1180 kcal/4955 kJ, 555 mg Na, 3340 mg K

Diättag 14

Frühstück

Hirse mit Birne

30 g Hirse
100 ml Wasser
100 g Birne
20 g Birnenkraut
(2 schwach geh. TL)
10 g Sanddornsaft, ungesüßt (1 EL)
100 g Dickmilch, 3,5% Fett
Kaffee oder Tee mit Süßstoff
2 TL Kondensmilch, 7,5% Fett

Hirse in Wasser 10 Min. köcheln, auf ausgeschalteter Kochplatte weitere 10 Min. quellen lassen. Dickmilch mit Birnenkraut und Sanddornsaft verrühren, Hirse und geraspelte Birne unterheben.

7 g E, 6 g F, 53 g KH, 295 kcal/1240 kJ, 65 mg Na, 605 mg K

Mittagessen

Gefüllte Zucchini in Tomatensauce

30 g Naturreis
75 ml Wasser
200 g Zucchini (1 mittelgroße)
50 g Champignons
½ Knoblauchzehe
5 g Öl (1 TL)
20 g Trapistenkäse, na-arm
Pfeffer, Muskat, Rosmarin
1 Msp Diät-Würzmittel
1 geh. TL Parmesan
Petersilie
Tomatensauce:
200 g Tomaten
30 g Zwiebeln
5 g Öl (1 TL)
½ Knoblauchzehe
½ TL Thymian und Basilikum
1 Msp Pfeffer
⅛ l Wasser
1–2 ML Diät-Bindefix, Nestargel oder Biobin
1 Msp Diät-Würzmittel

Naturreis in 75 ml Wasser aufkochen, bei kleiner Hitzezufuhr 30 Min. quellen, abkühlen lassen. Zwiebelwürfel im heißen Öl anbraten, gewürfelte Tomaten, durchgepreßten Knoblauch, Thymian, Rosmarin und Pfeffer zugeben, kurz mitdünsten. Mit Wasser aufgießen, etwa 10 Min. bei kleiner Hitzezufuhr köcheln lassen. Zucchini halbieren, mit einem Teelöffel das Fruchtfleisch herausnehmen, so daß eine etwa 1 cm dicke Schale entsteht. Zucchini-Fruchtfleisch würfeln, mit Champignonsblättchen im heißen Öl andünsten, abkühlen lassen. Gekochten Reis, ged. Champignons, gewürfelten Käse und Knoblauch vermischen, mit Pfeffer, Muskat, Rosmarin und Diät-Würzmittel abschmecken, in die Zucchinischalen füllen. Tomatensauce in eine feuerfeste Auflaufform gießen, Zucchini hineinlegen, mit Parmesan bestreuen, im vorgeh. Backofen bei 200 Grad etwa 30 Min. zugedeckt, danach 5 Min. offen backen. Zucchini auf einen Teller legen, Tomatensauce evtl. mit Diät-Bindemittel eindicken und dazu geben. Mit Petersilie bestreuen.

17 g E, 17 g F, 35 g KH, 360 kcal/1510 kJ, 70 mg Na, 1710 mg K

Diättag 14

Zwischenmahlzeit

Knäckebrot mit Kräuterpastete

16 g Vollkorn-Knäckebrot, na-arm (2 Sch)
25 g Tartex-Kräuter-Pastete, na-arm (1 Port.)
100 g Gurke

Knäckebrot mit Kräuterpastete bestreichen, mit Gurkenscheiben belegen, restliche Gurke dazu essen.

4 g E, 4 g F, 18 g KH, 125 kcal/525 kJ, 25 mg Na, 490 mg K

Abendessen

Waldorfsalat mit Hühnerbrust

50 g Sellerie, 50 g Möhren
50 g Äpfel
50 g Joghurt, 1,5% Fett
10 g Streichfein, na-arm
5 g Walnußöl oder Pflanzenöl (1 TL)
1 TL Zitronensaft, weißer Pfeffer
10 g Walnüsse (4 St)
100 g Hühnerbrust
Delikata-Gewürzmischung
1 Msp Diät-Würzmittel
5 g Öl (1 TL)

Sellerie, Möhren und Apfel raspeln. Joghurt mit Streichfein, Öl und Zitronensaft verrühren, unterheben. Mit Pfeffer würzen und mit gehackten Walnüssen bestreuen. Hühnerbrust mit Delikata bepudern, im heißen Öl braten. Mit Diät-Würzmittel würzen und zum Salat reichen.

28 g E, 19 g F, 13 g KH, 325 kcal/1365 kJ, 165 mg Na, 780 mg K

Spätimbiß

Ananasgelee mit Kokosflocken

60 g Ananas aus der Dose, ungesüßt (1 Sch)
30 g Ananassaft (3 EL)
50 ml Wasser (5 EL)
1 Blatt weiße Gelatine
1 TL Kokosflocken

Ananas in Stücke schneiden, in ein Schälchen geben. Ananassaft mit Wasser aufkochen, eingeweichte Gelatine darin auflösen und über die Ananaswürfel gießen. Im Kühlschrank festwerden lassen. Mit gerösteten Kokosflocken bestreuen.

– E, 3 g F, 14 g KH, 85 kcal/355 kJ, 5 mg Na, 210 mg K

Tagesbilanz:

56 g E, 49 g F, 133 g KH, 1190 kcal/5000 kJ, 330 mg Na, 3795 mg K

Zwischenbilanz

Die ersten 14 Tage sind vorbei. Die 1200 Kaloriendiät hat Sie sicher um einige Pfunde erleichtert, denn im Vergleich mit dem durchschnittlichen Energiebedarf bei Frauen von 1800 Kalorien und bei Männern von 2100 Kalorien, ist hierbei die tägliche Kalorienzufuhr um ⅓–½ reduziert; damit ist ein Gewichtsverlust von ca. 1–1½ kg pro Woche zu erreichen. Die 1200 Kaloriendiät sollte so lange eingehalten werden, bis das Normalgewicht etwa erreicht ist. Haben Sie alle Tagespläne ausprobiert, so fangen Sie ruhig wieder von vorne an, wiederholen Sie, was Ihnen besonders gut geschmeckt hat.

Sie können mit den Rezeptvorschlägen auch eigene Speisepläne, ganz nach Ihrem Geschmack zusammenstellen. Abwechslung ist wichtig, vor allem dann, wenn Sie noch einige Zeit brauchen, bis Sie ihr Normalgewicht erreicht haben. Denken Sie daran, Sie haben Jahre gebraucht, bis sich bei Ihnen Übergewicht entwickelt hat, so braucht es ebenso Zeit, bis Sie abgenommen haben. Um die erfolgte Gewichtsabnahme auf Dauer zu festigen, ist es wichtig, die anfangs stark reduzierte Energiezufuhr nur schrittweise zu erhöhen. Denn der Körper hat sich daran gewöhnt, auf Sparflamme zu arbeiten. Werden ihm plötzlich wieder viel mehr Kalorien zugeführt, so legt er den Überschuß in Fett an.

Sie sollten daher mit der 1500 Kaloriendiät weiter machen. Probieren Sie alle Tagespläne durch, die Ihnen am besten geschmeckt haben. Sie können immer wiederholt werden. Variieren Sie die Speisepläne nach eigenem Geschmack. Dabei können Sie auch Gerichte der 1200 Kaloriendiät verwenden und noch mehr Abwechslung in den Alltag bringen.

Mit den Kenntnissen, die Sie sich mittlerweile über kalorienreduzierte, kochsalzarme, kaliumreiche und ballaststoffreiche Ernährung erworben haben, werden Sie in Zukunft keine Probleme mehr mit Ihrer Ernährung haben. Sie werden die alten Ernährungsfehler doch nicht wiederholen wollen?

Beachten Sie die Grundregeln:

Lebensmittel pflanzlicher Herkunft bevorzugen,

tierische Lebensmittel im vernünftigen Maß verwenden,

Kochsalz und kochsalzhaltige Lebensmittel am besten meiden.

Die Tagesbeispiele sind ein Wegweiser für eine richtige Ernährung im Alltag. Einmal in der Woche einen speziellen Diättag einzulegen, hilft Ihnen, das Herz und den Kreislauf zu entlasten, die Gefäße zu entspannen und den Blutdruck zu regulieren.

Spezieller Diättag 1

Obst-Tag

Tagesmenge

1 kg Obst je nach Jahreszeit Über den Tag verteilt essen.

200 g Aprikosen
200 g Bananen
200 g Kirschen
200 g Ananas
200 g Grapefruit

Tagesbilanz:

7 g E, 2 g F, 136 g KH, 590 kcal/2480 kJ, 15 mg Na, 1980 mg K

oder:

200 g Äpfel
200 g Pflaumen
200 g Bananen
200 g Orangen
200 g Weintrauben

Tagesbilanz:

8 g E, 2 g F, 131 g KH, 575 kcal/2415 kJ, 20 mg Na, 2450 mg K

Der Obst-Tag ist eine extrem natriumarme und kaliumreiche Nahrung. Der starke Kaliumüberschuß bewirkt eine vermehrte Ausscheidung von eingelagertem Natrium und gebundenem Wasser im Körpergewebe und in Gefäßen. Das Herz und der Kreislauf werden entlastet, die Gefäße entspannt und der erhöhte Blutdruck gesenkt.

Gegenüber Fruchtsäften haben Früchte den Vorteil, daß sie reichlich Ballaststoffe enthalten, daher besser und länger sättigen. Auch fördern Ballaststoffe den Stuhlgang und bewirken eine natürliche Darmentschlakkung.

Früchte enthalten viel Wasser. Zusätzliche Flüssigkeitszufuhr von etwa 1,5 Liter ist ausreichend. Bevorzugt werden sollten ungesüßte Kräuter- und Früchtetees sowie Mineralwasser mit niedrigem Natriumgehalt.

Früchte enthalten überwiegend leicht verdauliche Kohlenhydrate (Einfachzucker) und nur sehr wenig Eiweiß und Fett. Längere Obstkuren sind daher nicht empfehlenswert. Für Hochdruckkranke ist der Früchtetag einmal in der Woche oder nach Diätfehlern als Entlastungstag besonders gut geeignet. Für *hochdruckkranke Diabetiker* ist der Früchtetag dagegen *nicht empfehlenswert.*

Spezieller Diättag 2

Molke-Kartoffel-Tag

1 Liter Diät-Kurmolke von Heirler (neuform-Reformhaus)
500 g Kartoffeln (5 St etwa gleich groß)

Tagesbilanz:

40 g E, 3 g F, 129 g KH, 745 kcal/3130 kJ, 465 mg Na, 4055 mg K

An diesem speziellen Diättag werden 5 gleiche Mahlzeiten, bestehend aus 1 Glas Diät-Kurmolke (200 ml) und 1 Kartoffel (100 g) verzehrt. Hierfür werden Kartoffeln gründlich abgebürstet und mit der Schale in wenig Wasser gekocht, gepellt oder auch mit Schale gegessen. Zur Abwechslung können Kartoffeln in Alufolie eingewickelt und im Backofen etwa 40 Min. gebacken werden. Auch können Kartoffeln halbiert, die Schnittflächen mit Kümmel bestreut und etwa 20 Minuten im Backofen bei 220 Grad gebacken werden.

Das günstige Natrium/Kalium/Verhältnis der Diät-Kurmolke – in 1 Liter sind 450 mg Natrium und 1800 mg Kalium enthalten – wird durch die Kombination mit den kaliumreichen Kartoffeln – in 500 g sind 15 mg Natrium und 2215 mg Kalium enthalten – zugunsten von Kalium mehrfach verbessert. Dadurch scheidet der Körper überschüssig eingelagertes Natrium und gebundenes Wasser vermehrt aus. Das Herz und der Kreislauf werden entlastet und der Blutdruck wird gesenkt.

Dazu kommt die diätetische Wirkung der Diät-Kurmolke, die Darmfunktion anzuregen und eine natürliche Darmentschlackung zu fördern.

Das tierische Molkeneiweiß kombiniert mit pflanzlichem Kartoffeleiweiß ist biologisch sehr hochwertig, so daß der tägliche Eiweißbedarf auch bei mehrtägigem Einhalten dieses speziellen Diättages ausreichend gedeckt wird.

Zusätzlich sollten etwa 1,5 Liter Flüssigkeit in Form von ungesüßten Kräuter- und Früchtetees sowie Mineralwasser mit niedrigem Natriumgehalt getrunken werden.

Spezieller Diättag 3

Hirse-Tag

Tagesmenge

170 g Hirse
¾ Liter Wasser

Hirse im Wasser 10 Minuten köcheln, auf ausgeschalteter Kochplatte 10 Minuten quellen lassen. In 4 gleiche Portionen teilen.

Frühstück

Hirse mit Apfel

1 Port. Hirse
50 g Apfel
50 g Sanoghurt, 1,5% Fett (⅓ Be)
10 g Apfelkraut (1 schwach geh. TL)
10 g Zitronensaft (1 EL). Zimt
10 g Haselnüsse (8 St)

Sanoghurt mit Apfelkraut und Zitronensaft gut verrühren, Hirse und geraspelten Apfel untermengen, mit Zimt abschmekken und grob gehackten Haselnüssen bestreuen.

7 g E, 8 g F, 45 g KH, 280 kcal/1175 kJ, 15 mg Na, 450 mg K

Mittagessen

Hirse mit Lauch

1 Port. Hirse
10 g Öl (1 EL)
100 g Lauch
5 g Hefeflocken (1 EL)
Parmesan (1 geh. TL)
Petersilie

Lauchgrün abschneiden, den mittleren Teil in Röllchen schneiden und beiseite stellen. Lauchzwiebel in Ringe schneiden, im heißen Öl anbraten. Etwas Wasser zugeben und zugedeckt 5 Min. dünsten. Hirse unterheben und miterwärmen. Mit Hefeflocken, Lauchgrün, Petersilie vermengen, mit Parmesan bestreuen.

10 g E, 13 g F, 35 g KH, 300 kcal/1260 kJ, 25 mg Na, 495 mg K

Zwischenmahlzeit

Hirse mit Dörrobst

50 g Dörrobst (Apfel, Birnen, Pflaumen, Aprikosen)
150 ml Wasser
Zimt
1 Port. Hirse
50 g Sanoghurt, 1,5% Fett (⅓ Be)

Dörrobst klein würfeln, 1–2 Stunden einweichen, dann mit Zimt aufkochen und kurz ziehen lassen. Mit Hirse und Sanoghurt verrühren, in zwei gleich große Portionen teilen. **Zweite Portion für Spätimbiß aufheben.**

2 Port.: 8 g E, 2 g F, 53 g KH, 260 kcal/1090 kJ, 20 mg Na, 1370 mg K

Spezieller Diättag 3

Abendessen

Hirse mit Kohlrabi und Möhren

1 Port. Hirse
50 g Kohlrabi
50 g Möhren
5 g Weizenkeim-Flocken (1 geh. EL)
50 g Sanoghurt, 1,5% Fett
(⅓ Be – Rest)
Zitronensaft
evtl. flüssiger Süßstoff
10 g Kürbiskerne

Kohlrabi und Möhren raspeln, mit Hirse und Weizenkeim-Flocken vermischen, Joghurt und Zitronensaft unterheben und evtl. mit Süßstoff abschmecken. Dann in zwei gleich große Portionen teilen, zweite Portion für Spätimbiß aufheben. Kürbiskerne in einer trockenen Pfanne leicht rösten, eine Hälfte für Spätimbiß aufheben, andere Hälfte über die Nachmittagsportion streuen.

2 Port.: 11 g E, 7 g F, 39 g KH, 260 kcal/1090 kJ, 50 mg Na, 725 mg K

Spätimbiß

Hirse mit Dörrobst

Zweite Portion vom Nachmittag.

Tagesbilanz:

36 g E, 30 g F, 172 g KH, 1100 kcal/4620 kJ, 110 mg Na, 3040 mg K

Hirse zählt zu den kaliumreichsten Getreidearten. Die Tagesportion von 170 Gramm enthält 730 mg Kalium und nur 5 mg Natrium. Die Kombination mit Früchten und Gemüsen bringt nicht nur mehr Abwechslung in den Speiseplan, sondern auch eine weitere Erhöhung der Kaliumzufuhr.

Ergänzt mit hochwertigem Pflanzenöl, frischen Milchprodukten, Nüssen und Samen, Hefeflocken und Weizenkeimen enthält die Kost ausreichend Eiweiß, essentielle Fettsäuren, Vitamine, Mineralstoffe und Ballaststoffe.

Zusätzlich sollten etwa 1,5 Liter kalorienfreie Flüssigkeit getrunken werden.

Der Hirsetag kann an einem oder mehreren Tagen in der Woche durchgeführt werden.

Diättag 4

Frühstück

Avocadocreme auf Vollkornbrot

75 g Avocado-Fruchtfleisch (½ Frucht)
¼ TL Zitronensaft
1 Knoblauchzehe
1 Msp Diät-Würzmittel
1 Msp weißer Pfeffer
Petersilie, Dill
Kresse (½ Kästchen)
45 g Vollkornbrötchen (1 St)
8 g Sesam-Vollkorn-Knäckebrot, na-arm (1 Sch)
Kaffee oder Tee mit Süßstoff
2 TL Kondensmilch, 7,5% Fett

Avocado längs halbieren, entsteinen, Fruchtfleisch einer Hälfte mit einem TL herausnehmen, mit Zitronensaft beträufeln und mit einer Gabel zu Mus zerdrükken. Mit Diät-Würzmittel, Pfeffer, zerdrücktem Knoblauch, feingewiegten Kräutern gut verrühren und auf die Brote streichen. Mit Kresse bestreuen.

5 g E, 20 g F, 26 g KH, 305 kcal/1280 kJ, 185 mg Na, 750 mg K

Mittagessen

Vollkorn-Spiralen mit Tomaten-Champignon-Sauce

60 g Vollkorn-Spiralen
150 g Tomaten, 100 g Champignons
10 g Zwiebelwürfel (1 geh. EL)
10 g Öl (2 TL)
1 Knoblauchzehe
Basilikum, Petersilie
½ TL Diät-Würzmittel
Pfeffer, frisch gemahlen

Zwiebelwürfel in einem TL Öl anbraten, Tomatenwürfel zugeben, 5 Min. dünsten. In zweiter Pfanne einen TL Öl erhitzen, Champignonsblättchen darin braten, bis alle Flüssigkeit verdampft ist, Tomaten zugeben, mit Diät-Würzmittel, Pfeffer, durchgepr. Knoblauch und Basilikum würzen. Vollkorn-Spiralen bißfest kochen, mit Sauce und Petersilie servieren.

14 g E, 12 g F, 45 g KH, 350 kcal/1470 kJ, 40 mg Na, 1365 mg K

Zwischenmahlzeit

Möhren-Mandelmilch

⅛ l Möhrensaft
100 ml Milch, 1,5% Fett
25 g Mandelmus, ungesüßt
5 g Weizenkeim-Flocken (1 geh. EL)
flüssiger Süßstoff

Alle Zutaten im Mixer oder mit Handrührgerät gut verquirlen.

11 g E, 18 g F, 17 g KH, 275 kcal/1155 kJ, 100 mg Na, 920 mg K

Diättag 4

Abendessen

Fischsalat

80 g Kabeljaufilet
Sud:
100 ml Wasser
Suppengemüse, getrocknet (1 EL)
1 Lorbeerblatt
2 Pfefferkörner
2 Wacholderbeeren
Zitronensaft (1 EL)
100 g Tomaten
60 g Salatgurke
50 g grüner Paprika
50 g Erbsen, frisch oder TK
75 g Joghurt, 1,5% Fett (½ Be)
Essig (1 TL)
⅓ TL Diät-Würzmittel
schwarzer Pfeffer
Schnittlauchröllchen
90 g Vollkornbrot (2 Sch)
10 g Halbfett-Margarine (1 gestr. EL)

Sud aufkochen und Fisch darin etwa 10 Min. garen, abkühlen lassen. Fisch und Gemüse in mundgerechte Stücke schneiden, aus Joghurt, Essig und Gewürzen eine Marinade zubereiten, alles vermischen. Salat 30 Min.ziehen lassen, dann mit Schnittlauch bestreuen. Vollkornbrot mit Margarine bestreichen und zum Salat reichen.

28 g E, 6 g F, 51 g KH, 370 kcal/1555 kJ, 455 mg Na, 1455 mg K

Spätimbiß

Vollkornkekse mit Birnenkraut

30 g Vollkorn-Kekse (3 St)
10 g Birnenkraut (1 schwach geh. TL)
5 g Kokosflocken, geröstet (1 geh. TL)

Vollkornkekse mit Birnenkraut bestreichen, mit gerösteten Kokosflocken bestreuen.

4 g E, 8 g F, 24 g KH, 185 kcal/775 kJ, 80 mg Na, 165 mg K

Tagesbilanz:

62 g E, 64 g F, 163 g KH, 1485 kcal/6235 kJ, 860 mg Na, 4655 mg K

Diättag 5

Frühstück

Dreikornmüsli mit Bananen

150 ml Schwedenmilch
100 g Bananen
20 g Apfelkraut (2 schwach geh. TL)
30 g Dreikornmüsli, ohne Zuckerzusatz
Kaffee oder Tee mit Süßstoff
2 TL Kondensmilch, 7,5% Fett

Schwedenmilch mit Apfeldicksaft verquirlen, Dreikornmüsli und Bananenscheiben unterheben. Kurz quellen lassen.

7 g E, 8 g F, 39 g KH, 260 kcal/1090 kJ, 100 mg Na, 435 mg K

Mittagessen

Rinderhacksteak mit Kartoffelpüree, Salat

80 g Rinderhack (Tartar)
20 g Magerquark (1 geh. TL)
15 g Zwiebelwürfel (3 TL)
½ TL Diät-Senf, na-arm
Pfeffer, Paprikapulver, Majoran
1 Msp Diät-Würzmittel
5 g Öl (1 TL)

250 g Kartoffeln
60 ml Milch, 1,5% Fett
1 Msp Diät-Würzmittel
1 Msp Muskat

100 g Tomaten
100 g Salatgurke
10 g Essig (1 EL)
5 g Öl (1 TL)
1 Msp Diät-Würzmittel
Dill, Schnittlauch, Basilikum

Aus Rinderhack, Magerquark und Gewürzen einen Hackteig herstellen, zu rundem Hacksteak formen, im heißen Öl von beiden Seiten braten.
Kartoffeln in wenig Wasser garen, mit heißer Milch pürieren, mit Muskat und Diät-Würzmittel abschmecken.
Tomaten und Gurken in Scheiben schneiden, mit übrigen Salatzutaten vermengen.

27 g E, 18 g F, 42 g KH, 460 kcal/1930 kJ, 125 mg Na, 2100 mg K

Diättag 5

Zwischenmahlzeit

Birne mit Blue Rose-Creme

150 g Birne
30 g Streichfein, na-arm (2 geh. TL)
20 g Dän. Blauschimmelkäse »Blue Rose« (neuform-Reformhaus)
weißer Pfeffer

Birne halbieren, Kerngehäuse entfernen, mit einem TL so viel Fruchtfleisch herausnehmen, daß eine Mulde entsteht. Streichfein mit Blue Rose und Birnen-Fruchtfleisch cremig verrühren, mit Pfeffer würzen, in Birnehälften füllen.

5 g E, 17 g F, 17 g KH, 240 kcal/1010 kJ, 120 mg Na, 230 mg K

Abendessen

Buchweizenpfannkuchen mit Waldheidelbeeren

50 g Buchweizenmehl
30 g Weizenmehl, Type 1050
1 Hühnerei, Gew.-Kl. 6
50 ml Milch, 1,5% Fett
5 g frische Hefe
flüssiger Süßstoff
5 g Öl (1 TL)
170 g natreen-Waldheidelbeeren (½ Glas, mit Süßstoff)
½ ML Diät-Bindefix, Nestargel oder Biobin

Mehle mit Ei, Milch, Hefe und Süßstoff zu einem glatten Teig rühren, etwa 15 Min. abgedeckt ruhen lassen. Öl in einer größeren Pfanne erhitzen und darin einen Pfannkuchen backen. Waldheidelbeeren erwärmen, Bindemittel einstreuen, unter Rühren eindicken. Zum Pfannkuchen reichen.

19 g E, 12 g F, 72 g KH, 475 kcal/1990 kJ, 95 mg Na, 535 mg K

Spätimbiß

Dörr-Pflaumen

25 g getrocknete Pflaumen (4 St)

– E, – F, 14 g KH, 60 kcal/250 kJ, – Na, 205 mg K

Tagesbilanz:

58 g E, 55 g F, 184 g KH, 1495 kcal/6280 kJ, 440 mg Na, 3505 mg K

Diättag 6

Frühstück

Vollkornbrötchen mit Tartex-Pastete

90 g Vollkorn-Brötchen (2 St)
25 g Tartex-Pastete, na-arm (1 Port.)
100 g Tomaten
Schnittlauchröllchen
5 g Halbfettmargarine (1 TL)
20 g Apfelkraut (2 schwach geh. TL)
Kaffee oder Tee mit Süßstoff
2 TL Kondensmilch, 7,5% Fett

Brötchen halbieren, zwei Hälften mit Tartex-Pastete bestreichen, mit Tomatenscheiben und Schnittlauchröllchen belegen. Andere 2 Hälften mit Margarine und Apfelkraut bestreichen.

10 g E, 5 g F, 56 g KH, 310 kcal/1300 kJ, 365 mg Na, 880 mg K

Mittagessen

Schnelle Bananenpizza

32 g Sesam-Vollkorn-Knäckebrot, na-arm (4 Sch)
5 g Weizenkleie (1 geh. EL)
1 Hühnerei, Gew.-Kl. 6 (Eiweiß)
5 g Öl (1 TL)
3 EL Wasser
Belag:
100 g Bananen
25 g Streichfein, na-arm (2 schwach geh. TL)
1 Eigelb
50 g Joghurt, 1,5% Fett (⅓ Be)
½ TL Diät-Würzmittel
20 g Trapistenkäse, gerieben, na-arm (2 EL)
Paprikapulver

Knäckebrot zerbröckeln, im Mixer oder mit Nudelholz zerbröseln. Eiweiß, Öl und Wasser leicht verquirlen, mit Bröseln und Weizenkleie zu einer Teigmasse verarbeiten. Eine kleine Springform mit einigen Tröpfchen Öl auspinseln, die Teigmasse mit nasser Hand auf dem Boden gleichmäßig verteilen und andrücken. Bananenscheiben darauf verteilen. Streichfein mit Joghurt, Eigelb, schwarzem Pfeffer und Diät-Würzmittel verquirlen und darüber gießen. Mit Käse und Paprikapulver bestreuen. Im vorgeheizten Backofen bei 200 Grad etwa 20 Minuten backen.

20 g E, 26 g F, 48 g KH, 505 kcal/2120 kJ, 125 mg Na, 1220 mg K

Zwischenmahlzeit

Vollkorn-Früchtebrot

100 g Vollkorn-Früchtebrot von Studt (Reformhaus)

5 g E, 3 g F, 52 g KH, 255 kcal/1070 kJ, ca. 5 mg Na, ca. 200 mg K

Diättag 6

Abendessen

Rote Linsen

60 g Rote Linsen
25 g Zwiebelwürfel (2,5 EL)
50 g Lauch
50 g Möhren
5 g Öl (1 TL)
1 Lorbeerblatt
¼ TL Kurkuma (Gelbwurz)
1 Msp Koriander, gemahlen
1 Msp Kreuzkümmel
1 Msp Knoblauchpulver
⅓TL Diät-Würzmittel
50 g saure Sahne, 10% Fett (3 geh. TL)
Schnittlauchröllchen

Im heißen Öl Zwiebelwürfel, Möhrenraspel und Lauchringe glasig dünsten, Gewürze zugeben und kurz mitdünsten. Linsen und ⅛ Liter Wasser zugeben, einmal aufkochen, dann zugedeckt etwa 15 Min. garen. Linsen mit Knoblauch und Diät-Würzmittel würzen, auf einem Teller anrichten. Saure Sahne darauf setzen, mit Schnittlauchröllchen bestreuen.

17 g E, 9 g F, 38 g KH, 300 kcal/1260 kJ, 55 mg Na, 1090 mg K

Spätimbiß

Gemüse-Coctail

50 g Sellerie
50 g Möhren
150 ml Tomatensaft ohne Salzzusatz
10 g Schmelz-Haferflocken (1 geh. EL)
1 TL Hefeflocken
Petersilie
Kresse (½ Kästchen)

Alle Zutaten im Mixer pürieren. Evtl. mit Diät-Würzmittel abschmecken.

5 g E, 1 g F, 19 g KH, 105 kcal/440 kJ, 75 mg Na, 925 mg K

Tagesbilanz:

57 g E, 44 g F, 213 g KH, 1475 kcal/6195 kJ, 625 mg Na, 4315 mg K

Diättag 7

Frühstück

Grahambrötchen mit Gutsleberwurst
Grapefruit

45 g Grahambrötchen (1 St)
25 g Gutsleberwurst, na-arm (1 Port.)
100 g Tomaten
Kresse (½ Kästchen)
150 g Grapefruit (½ Frucht)
Kaffee oder Tee mit Süßstoff
2 TL Kondensmilch, 7,5% Fett

Brötchen halbieren, mit Leberwurst bestreichen, mit Tomatenscheiben und Kresse belegen. Grapefruit halbieren, Fruchtfleisch mit Messer von der Schale trennen und kreuzweise durchschneiden. Mit einem TL einzelne Stücke herausnehmen.

11 g E, 7 g F, 32 g KH, 240 kcal/1010 kJ, 315 mg Na, 750 mg K

Mittagessen

Putenschnitzel mit
Erbsen und Champignonreis

100 g Putenschnitzel
5 g Öl (1 TL)
weißer Pfeffer
1 Msp Diät-Würzmittel
60 g Naturreis
100 g Champignons
5 g Öl (1 TL)
Petersilie, Kerbel
1 Msp Diät-Würzmittel
100 g Erbsen, TK
5 g Halbfettmargarine (gestr. TL)
1 Msp Diät-Würzmittel

Naturreis in 150 ml Wasser 20 Min. köcheln, auf der ausgeschalteten Kochplatte weitere 20 Min. quellen lassen. Champignonsblättchen im heißen Öl kurz dünsten und unter den Reis mengen. Mit Pfeffer und Diät-Würzmittel würzen, mit Petersilie und Kerbel bestreuen. TK-Erbsen in 1–2 EL Wasser etwa 10 Min. zugedeckt garen. Mit Margarine vermischen und Diät-Würzmittel würzen. Putenschnitzel pfeffern, im heißen Öl braten, mit Diät-Würzmittel würzen.

37 g E, 12 g F, 56 g KH, 480 kcal/2015 kJ, 65 mg Na, 1455 mg K

Spätimbiß

Banane

100 g Banane (1 kleine)

1 g E, – F, 19 g KH, 80 kcal/340 kJ, – Na, 380 mg K

Diättag 7

Abendessen

Kräuter-Käserolle mit Roggenbrot

50 g Edamer, na-arm (1 Sch)
Füllung: *30 g Magerquark*
20 g Streichfein, na-arm
¼ P. TK-Gemischte Kräuter
1 Knoblauchzehe
½ ML Diät-Bindefix, Nestargel oder Biobin, ⅓ TL Diät-Würzmittel
weißer Pfeffer, Paprikapulver

90 g Roggenbrot (2 Sch)
100 g Rettich

Edamer mit Nudelholz vorsichtig dünn ausrollen, mit Paprikapulver bestreuen. Füllung herstellen, Edamer damit bestreichen. Zusammenrollen, mit Paprikapulver bepudern, in Alufolie einwickeln. Im Kühlschrank fest werden lassen, in Scheiben schneiden und auf einem Teller mit Rettich und Roggenbrot anrichten.

24 g E, 17 g F, 47 g KH, 435 kcal/1825 kJ, 380 mg Na, 935 mg K

Zwischenmahlzeit

Trockenobst-Konfekt

16 g Sesam-Vollkorn-Knäckebrot, na-arm (2 Sch)
1 geh. TL Weizenkeim-Flocken
1 geh. EL Weizenkleie
1 gestr. TL Mandelmus (Erdnuß- oder Sesammus), ohne Zucker
2 EL Kondensmilch, 7,5% Fett
3 EL Wasser
Rum- und Vanillearoma
½ TL flüssiger Süßstoff
1 TL gehackte Haselnüsse
1 TL Kokosflocken
20 g gemischtes Trockenobst
1 TL Sesamsamen zum Wälzen

Knäckebrot zerbröckeln, mit Nudelholz oder im Mixer zerbröseln. Mit Weizenkeim-Flocken und Weizenkleie vermischen. Mandelmus mit Kondensmilch und Wasser gut verrühren, mit den Bröseln eine geschmeidige Masse herstellen. Feingehacktes Trockenobst, Kokosflocken, Haselnüsse untermengen, mit Süßstoff und Aromen abschmecken. Zwei gleich große Bällchen mit nassen Händen formen und in Sesamsamen wälzen.

7 g E, 13 g F, 28 g KH, 255 kcal/1070 kJ, 35 mg Na, 830 mg K

Tagesbilanz:

80 g E, 49 g F, 182 g KH, 1490 kcal/6260 kJ, 795 mg Na, 4350 mg K

Diättag 8

Frühstück

Selleriecreme auf Vollkornbrot

100 g Sellerie
25 g Magerquark (1 geh. TL)
25 g Streichfein, na-arm (1½ geh. TL)
15 g Zwiebelwürfel (3 TL)
Zitronensaft (½ TL)
Diät-Würzmittel (⅓ TL), w. Pfeffer
gehackte Haselnüsse (2 TL)

90 g Vollkornbrot (2 Sch)
Kaffee oder Tee mit Süßstoff
2 TL Kondensmilch, 7,5% Fett

Sellerie zerkleinern, mit Zwiebeln und den übrigen Zutaten im Mixer zu einer glatten Creme pürieren. (Tip: Am Vorabend zubereiten und kühl stellen.) Brot mit Creme bestreichen, mit gehackten Haselnüssen bestreuen.

13 g E, 10 g F, 45 g KH, 330 kcal/1385 kJ, 450 mg Na, 910 mg K

Mittagessen

Fenchel-Tomaten-Gratin

200 g Fenchel
25 g Zwiebelwürfel (2½ TL)
10 g Öl (1 EL)
100 g Tomaten
100 g Kartoffeln
½ TL Diät-Würzmittel
frisch gemahlener Pfeffer
Basilikum, Thymian
Gratin:
16 g Vollkorn-Knäckebrot, na-arm (2 Sch)
5 g Parmesan (2 TL)
10 g Trapistenkäse, na-arm
abgeriebene Zitronenschale

Fenchelstiele bis auf 2 cm Länge abschneiden, Fenchelgrün fein wiegen und beiseite stellen. Fenchelknolle längs halbieren, in feine Streifen schneiden. Tomaten enthäuten und würfeln. Kartoffeln in der Schale kochen, pellen, in Scheiben schneiden. Im heißen Öl zuerst Zwiebelwürfel anbraten, dann Fenchel zugeben und auf kleiner Hitzezufuhr unter Rühren anbräunen. Tomatenwürfel zugeben, weitere 5 Minuten zugedeckt dünsten, dann würzen. Eine feuerfeste Auflaufform mit wenig Öl auspinseln, mit Kartoffelscheiben auslegen und Gemüse darauf verteilen. Knäckebrot mit Nudelholz zerbröseln, mit Parmesan, ger. Trapistenkäse und etwas Zitronenschale vermischen, auf dem Gemüse verteilen. Im vorgeheizten Backofen bei 200 Grad etwa 10 Minuten überbacken. Mit Fenchelgrün bestreuen.

14 g E, 15 g F, 45 g KH, 375 kcal/1575 kJ, 230 mg Na, 1955 mg K

Diättag 8

Zwischenmahlzeit

Früchtejoghurt mit Vollkornkeksen

150 g Früchtejoghurt, 1,5% Fett (1 Be)
20 g Vollkornkekse (2 St)

7 g E, 6 g F, 31 g KH, 205 kcal/860 kJ, 110 mg Na, 240 mg K

Abendessen

Bunter Nudelsalat

50 g Vollkornhörnchen
50 g Kopfsalat
100 g grüner Paprika
50 g Radieschen
100 g Champignons
45 g Delikateß-Würstchen, na-arm (1 St)
Marinade: *150 g Kefir, 1,5% Fett*
1 TL frischer Meerrettich
1 EL Tomaten-Ketchup, na-arm
½ TL Diät-Würzmittel
weißer Pfeffer
Zitronensaft, gemischte Kräuter (Kerbel, Dill, Petersilie, Schnittlauch)

Vollkornhörnchen bißfest garen, abseihen und abkühlen lassen. Gemüse in mundgerechte Stücke zerkleinern, Würstchen in dünne Scheiben schneiden und alles mit Vollkornhörnchen vermischen. Marinade und feingewiegte Kräuter unterheben. Eine Salatschüssel mit Kopfsalatblättern auslegen, mit Nudelsalat füllen. Kurz ziehen lassen.

24 g E, 17 g F, 48 g KH, 440 kcal/1850 kJ, 355 mg Na, 1610 mg K

Spätimbiß

Früchte mit Sonnenblumenkernen

100 g Bananen, 100 g Äpfel
5 g geröstete Sonnenblumenkerne (1 EL)

2 g E, 3 g F, 30 g KH, 155 kcal/650 kJ, – Na, 560 mg K

Tagesbilanz:

60 g E, 51 g F, 199 g KH, 1505 kcal/6325 kJ, 1145 mg Na, 5275 mg K

Diättag 9

Frühstück

Vollkornbrot mit Kräuterquark

90 g Vollkornbrot (2 Sch)
50 g Magerquark (1 geh. EL)
¼ Pk TK-Kräutermischung
1 Msp Diät-Würzmittel
Pfeffer, Paprikapulver
100 g Salatgurke
200 ml Multi-Vitaminsaft
Kaffee oder Tee mit Süßstoff
2 TL Kondensmilch, 7,5% Fett

Magerquark mit etwas Wasser verrühren, Kräuter unterheben und würzen. Mit Brot und Salatgurke anrichten.

14 g E, 1 g F, 64 g KH, 325 kcal/1300 kJ, 380 mg Na, 935 mg K

Mittagessen

Seezunge im Gemüsebett mit Kartoffelbrei

150 g Seezunge, Zitronensaft, weißer Pfeffer, 100 g Möhren, 100 g Sellerie
30 g Zwiebeln
100 ml klare Suppe mit Gemüse, na-arm
200 g Kartoffeln
20 ml Milch, 1,5% Fett (2 EL)
5 g Halbfettmargarine (1 gestr. TL)
1 Pr Muskat, 1 Msp Diät-Würzmittel
Schnittlauchröllchen

Fisch mit Zitronensaft beträufeln und pfeffern. Kartoffeln gut abbürsten und mit Schale kochen. Fisch in klarer Suppe etwa 8 Minuten dünsten, Zwiebelscheiben, Möhren- und Sellerie-Raspel zufügen, etwa 3 Min. mitdünsten. Kartoffeln pellen, mit Milch und Margarine pürieren. Mit Muskat und Diät-Würzmittel abschmecken. Mit Schnittlauch bestreuen.

34 g E, 6 g F, 44 g KH, 365 kcal/1535 kJ, 410 mg Na, 2190 mg K

Zwischenmahlzeit

Obstkuchen

100 g Obstkuchen, fertig gekauft (runde Seite etwa 5 cm breit)
Kaffee oder Tee mit Süßstoff
2 TL Kondensmilch, 7,5% Fett

3 g E, 8 g F, 38 g KH, 235 kcal/985 kJ, 90 mg Na, 150 mg K

Diättag 9

Abendessen

Vollkornpfannkuchen mit Champignons, Paprika-Salat

20 g Vollkorn-Weizenmehl (2 EL)
20 ml Mineralwasser (2 EL)
50 ml Milch, 1,5% Fett (5 EL)
1 Hühnerei, Gew. Kl. 6
5 g Öl (1 TL)
Füllung: *100 g Champignons*
100 ml klare Suppe mit Gemüse, na-arm
20 ml Milch, 1,5% Fett (2 EL)
5 g Hirseflocken
Diät-Würzmittel, weißer Pfeffer
Kerbel (ersatzweise Petersilie)

100 g grüner Paprika, 50 g Lauch
5 g Öl (1 TL)
5 g Essig (1 TL)
1 Msp Diät-Würzmittel
schwarzer Pfeffer

Alle Pfannkuchenteig-Zutaten verrühren, 15 Min. quellen lassen. Suppe, Milch und Hirseflocken unter Rühren aufkochen, bis sich die Hirseflocken gelöst haben. Champignonsblättchen zufügen, kurz darin ziehen lassen, mit Pfeffer und nach Geschmack mit Diät-Würzmittel abschmekken. In einer beschichteten Pfanne Öl erhitzen, einen Pfannkuchen backen und mit Champignons füllen. Mit Kerbel bestreuen. Paprika und Lauch in sehr feine Ringe schneiden, mit Öl, Essig und Gewürzen anmachen.

16 g E, 18 g F, 25 g KH, 325 kcal/1365 kJ, 105 mg Na, 1365 mg K

Spätimbiß

Weintrauben mit Käse und Walnüssen

100 g Weintrauben
20 g besonders milder Geheimratskäse (von Heirler)
10 g Walnüsse (4 St)

7 g E, 12 g F, 27 g KH, 250 kcal/1050 kJ, 65 mg Na, 355 mg K

Tagesbilanz:

74 g E, 45 g F, 198 g KH, 1500 kcal/6300 kJ, 1050 mg Na, 4995 mg K

Diättag 10

Frühstück

Vollkornbrötchen mit Ei, Knäckebrot mit süßem Belag

45 g Vollkornbrötchen (1 St)
1 TL Diät-Senf, na-arm
1 hartgekochtes Ei, Gew. Kl. 6
100 g Radieschen
Schnittlauchröllchen
8 g Sesam-Vollkorn-Knäckebrot, na-arm (1 Sch)
15 g Streichfein, na-arm (1 geh. TL)
5 g Birnenkraut (½ TL)
100 g Tomatensaft ohne Salzzusatz
Kaffee oder Tee mit Süßstoff
2 TL Kondensmilch, 7,5% Fett

Brötchen halbieren, mit Senf bestreichen, mit Eierscheiben belegen und Schnittlauchröllchen bestreuen. Dazu Radieschen und Tomatensaft. Knäckebrot mit Streichfein und Birnenkraut bestreichen.

13 g E, 10 g F, 35 g KH, 280 kcal/1175 kJ, 265 mg Na, 930 mg K

Mittagessen

Hähnchenfleischspieß mit Senfsauce und Möhrenreis

100 g Hähnchenbrust
50 g grüner Paprika
50 g Zwiebeln
3 Salbeiblätter
5 g Öl (1 TL)
60 g Naturreis
100 g Möhren
⅓ TL Diät-Würzmittel
Senfsauce:
100 ml klare Suppe mit Gemüse, na-arm
20 ml Milch, 1,5% Fett (2 EL)
10 g Diät-Senf, na-arm (2 TL)
5 g Hirseflocken (1 EL)

Hähnchenbrust in Würfel, Paprika in Stücke schneiden, Zwiebel vierteln und mit Salbeiblättern abwechselnd auf einen Spieß stecken. Naturreis in 150 ml Wasser 20 Min. köcheln lassen, feingeraspelte Möhren zugeben, weitere 20 Min. auf ausgeschalteter Kochplatte quellen lassen. Zuletzt mit Diät-Würzmittel abschmecken. Fleischspieß im heißen Öl ringsherum braten, herausnehmen und warm stellen. Gemüsebrühe mit Milch, Senf und Hirseflokken verrühren und den Bratfond damit auflösen. Unter Rühren aufkochen, bis sich die Hirseflocken aufgelöst haben. Sauce mit Fleischspieß und Möhrenreis anrichten.

33 g E, 9 g F, 62 g KH, 465 kcal/1955 kJ, 280 mg Na, 1320 mg K

Diättag 10

Zwischenmahlzeit

Orangen-Müsli

150 g Orangen
150 g Sanoghurt, 1,5% Fett (1 Be)
30 g Dreikorn-Müsli, ohne Zuckerzusatz (3 geh. EL), flüssiger Süßstoff

Joghurt mit Orangenwürfeln und Süßstoff verrühren und mit Müsli vermengen. Etwas quellen lassen.

8 g E, 6 g F, 38 g KH, 240 kcal/1010 kJ, 90 mg Na, 590 mg K

Abendessen

Blumenkohl in Käsesauce, Pellkartoffeln, Salat

250 g Blumenkohlröschen
½ Pk Helle Soße, na-arm
⅛ l Blumenkohl-Kochwasser
½ Ecke Kräuter-Schmelzkäse, na-arm
Petersilie
200 g Kartoffeln, 50 g Feldsalat
5 g Öl (1 TL), 5 g Essig (1 TL)
1 Msp Diät-Würzmittel

Blumenkohl in etwa 150 ml Wasser bißfest garen, herausnehmen und warm stellen. Kochwasser mit Helle-Soße-Pulver verrühren, aufkochen, Schmelzkäse in Stückchen darin auflösen, unter Rühren etwa 5 Min. einkochen. Soße über Blumenkohl gießen, mit Petersilie bestreuen. Kartoffeln gut abbürsten, mit der Schale kochen, pellen. Feldsalat mit Salatsauce anmachen.

18 g E, 15 g F, 48 g KH, 400 kcal/1680 kJ, 230 mg Na, 2235 mg K

Spätimbiß

Apfelgelee mit Vanillecreme

100 ml Apfelsaft
1 Blatt weiße Gelatine
1 TL Zitronensaft, flüssiger Süßstoff
50 g Apfel
Vanillecreme: *60 ml Milch, 1,5% Fett*
½ TL Vanille-Aroma
flüssiger Süßstoff
1 ML Diät-Bindefix, Mestargel

Gelatine im kalten Wasser 5 Min. einweichen. Apfelsaft erwärmen, ausgedrückte Gelatine darin auflösen, mit Zitronensaft und Süßstoff abschmecken, geraspelten Apfel unterheben, in ein Schälchen füllen, im Kühlschrank erstarren lassen. Milch mit Vanille-Aroma, Süßstoff und Bindemittel erwärmen, eindicken. Apfelgelee stürzen, mit Vanille-Creme übergießen.

2 g E, 1 g F, 25 g KH, 115 kcal/485 kJ, 30 mg Na, 290 mg K

Tagesbilanz: 74 g E, 41 g F, 208 g KH, 1500 kcal/6300 kJ, 895 mg Na, 5350 mg K

Diättag 11

Frühstück

Pfirsich-Müsli

30 g Vollkorn-Haferflocken (3 geh. EL)
50 g Magerquark (1 geh. EL)
170 g Diät-Pfirsiche (½ Glas mit Süßstoff)
1 TL Zitronensaft, flüssiger Süßstoff
10 g Haselnüsse (8 St)
Kaffee oder Tee mit Süßstoff
2 TL Kondensmilch, 7,5% Fett

Magerquark mit Pfirsichsaft und einem Teil der Pfirsiche verquirlen, restliche Pfirsiche in Würfeln unterheben. Mit Haferflocken vermengen, mit Zitronensaft und Süßstoff abschmecken. Grobgehackte Haselnüsse darüber streuen.

12 g E, 9 g F, 31 g KH, 255 kcal/1070 kJ, 30 mg Na, 435 mg K

Mittagessen

Vollkorn-Spaghetti mit Broccoli und Sesam

300 g Broccoli
10 g Sesamöl (ersatzweise Pflanzenöl, 1 EL)
5 g Sesamsamen (2 geh. TL)
1 Knoblauchzehe
½ TL Diät-Würzmittel
60 g Vollkorn-Spaghetti

Broccoli in Röschen teilen, Stiele schälen, in Stifte schneiden. Beides in ⅛ Liter Wasser etwa 10 Min. garen. Vollkorn-Spaghetti 8 Min. bißfest kochen, abgießen und abtropfen lassen. Sesamöl erhitzen, Sesamsamen darin kurz rösten, zerdrückte Broccoliröschen zugeben und vermischen. Spaghetti unterheben, mit durchgepreßtem Knoblauch und Diät-Würzmittel würzen.

16 g E, 15 g F, 43 g KH, 370 kcal/1555 kJ, 280 mg Na, 1270 mg K

Zwischenmahlzeit

Hirse mit Apfel

30 g Hirse, 1 Nelke
90 ml Wasser
100 g Äpfel, 10 g Rosinen
Rum-Aroma
100 g Sanoghurt, 1,5% Fett (⅔ Be)
Zimt, Kardamom, Ingwerpulver
½ Zitrone (Saft und Schale)
flüssiger Süßstoff

Hirse mit Nelke und Wasser aufkochen, 10 Min. köcheln, 10 Min. auf ausgeschalteter Kochplatte quellen lassen. Rosinen mit 2 Eßlöffeln Wasser und Rumaroma aufkochen, ziehen lassen. Beides mit geraspeltem Apfel, Zitronensaft und -Schale, Gewürzen und Joghurt verrühren.

7 g E, 3 g F, 44 g KH, 230 kcal/965 kJ, 50 mg Na, 535 mg K

Diättag 11

Abendessen

Broccoli-Cremesuppe mit Würstchen

Broccolistiele mit Kochwasser (vom Mittag)
100 g Kartoffeln
30 g saure Sahne, 10% Fett (2 geh. TL)
1 Knoblauchzehe
⅓ TL Diät-Würzmittel
weißer Pfeffer
Muskat
45 g Delikateß-Würstchen, na-reduziert (1 St)
90 g Vollkornbrot, na-arm (2 Sch)

Kartoffel mit Schale kochen, pellen, mit Broccolistielen und -wasser pürieren. In einem Topf erwärmen, mit saurer Sahne, durchgepreßtem Knoblauch und Gewürzen abschmecken. Würstchen in feine Scheiben schneiden, in der Suppe erwärmen.

18 g E, 17 g F, 56 g KH, 455 kcal/1910 kJ, 300 mg Na, 1225 mg K

Spätimbiß

Mandel-Pfirsich-Creme

170 g Diät-Pfirsiche (½ Glas vom Frühstück)
Mandelaroma
30 g Streichfein, na-arm (2 geh. TL)
1 Blatt weiße Gelatine
flüssiger Süßstoff
10 g Mandelblättchen

Pfirsiche mit Saft und Streichfein im Mixer pürieren. Eingeweichte Gelatine tropfnaß in ein Töpfchen geben, unter Erwärmen auflösen. Unter die Pfirsichmasse mit Süßstoff und Mandelaroma heben, in ein Schälchen füllen. Im Kühlschrank fest werden lassen. Mandelblättchen in einer trockenen Pfanne leicht rösten, über die Creme streuen.

3 g E, 12 g F, 14 g KH, 170 kcal/715 kJ, 15 mg Na, 290 mg K

Tagesbilanz:

56 g E, 56 g F, 188 g KH, 1480 kcal/6215 kJ, 675 mg Na, 3755 mg K

Diättag 12

Frühstück

Bananen-Joghurt-Creme mit Knäckebrot

100 g Bananen
5 g Margarine
½ TL Senfkörner
¼ TL Cayennepfeffer
10 g Kokosflocken (2 EL)
150 g Joghurt, 1,5% Fett (1 Be)
Zitronensaft
flüssiger Süßstoff
24 g Sesam-Vollkorn-Knäckebrot, na-arm (4 Sch)
Kaffee oder Tee mit Süßstoff
2 TL Kondensmilch, 7,5% Fett

In einem kleinen Saucentopf Margarine erhitzen, Senfkörner hineinstreuen, etwa 2 Min. unter Rühren rösten. Sobald sie hochspringen, Cayennepfeffer einstreuen, kurz mitrösten. Kokosraspeln zufügen und ebenso kurz mitrösten. Bananen mit Zitronensaft beträufeln, mit einer Gabel gut zerdrücken und zugeben. Vom Herd nehmen und unter Rühren Joghurt darunterziehen. Mit Süßstoff abschmecken, einige Stunden kühlen, daher am Vorabend zubereiten! Knäckebrot mit Bananen-Joghurt-Creme bestreichen oder einfach dazu essen.

11 g E, 14 g F, 53 g KH, 380 kcal/1595 kJ, 90 mg Na, 955 mg K

Mittagessen

Gegrilltes Lammkotelett mit Bohnen

50 g weiße Bohnen
Bohnenkraut
1 Lorbeerblatt
5 g Öl (1 TL)
25 g Zwiebelwürfel (2½ EL)
100 g Tomaten
1 Knoblauchzehe
Pfeffer
½ TL Diät-Würzmittel
1 TL Zitronensaft
flüssiger Süßstoff
100 g Lammkotelett
Rosmarin
1 Msp Diät-Würzmittel

Bohnen über Nacht einweichen, am nächsten Tag etwa 1 Stunde kochen, bis sie weich sind. Kurz vor dem Garwerden Lorbeerblatt und Bohnenkraut zugeben. Dann abgießen und abtropfen lassen. Im heißen Öl zuerst Zwiebeln glasig dünsten. Tomaten würfeln, pürieren und mit den Zwiebeln so lange köcheln lassen, bis eine dickliche Sauce entsteht. Bohnen unterheben, mit Knoblauch, Zitronensaft, Süßstoff und Diät-Würzmittel abschmecken. Lammkotelett mit Rosmarin würzen und von beiden Seiten grillen. Zuletzt mit Diät-Würzmittel würzen.

30 g E, 24 g F, 28 g KH, 450 kcal/1890 kJ, 85 mg Na, 1815 mg K

Diättag 12

Zwischenmahlzeit

Kohlrabi-Apfel-Rohkost

150 g Kohlrabi, 75 g Apfel
40 g saure Sahne, 10% Fett
flüssiger Süßstoff, ½ TL Zitonensaft
10 g Walnüsse (4 Stück)

Kohlrabi und Apfel raspeln, mit den übrigen Zutaten vermengen. Gehackte Walnüsse darüber streuen.

5 g E, 14 g F, 16 g KH, 215 kcal/900 kJ, 60 mg Na, 680 mg K

Abendessen

Gemüsebratlinge mit Gurke in Erdnußsauce

100 g Möhren, 25 g Sellerie
1 EL Petersilie, 15 g Lauch
24 g Sesam-Vollkorn-Knäckebrot
1 Hühnerei, Gew. Kl. 6
5 g Sonnenblumenkerne (1 EL)
1 EL Weizenkleie zum Wälzen
1 TL Halbfettmargarine

100 g Salatgurke
10 g Erdnußmus, ungesüßt (1 gestr. EL)
10 g Essig (1 EL), Wasser
flüssiger Süßstoff, weißer Pfeffer
1 Msp Diät-Würzmittel

Möhren und Sellerie raspeln, Lauch in feine Ringe schneiden, Knäckebrot mit einem Nudelholz zerbröseln. Alles mit Ei, Petersilie, Sonnenblumenkernen verrühren, 30 Min. quellen lassen, abschmecken, 2 runde Bratlinge formen, in Weizenkleie von beiden Seiten andrücken und auf ein mit Backpapier ausgelegtes Backblech legen. Margarine in Flöckchen darauf verteilen, im vorgeheizten Backofen bei 200 Grad etwa 20 Min. backen. Gurkenscheiben auf einem flachen Teller anrichten. Erdnußmus mit so viel Wasser verrühren, bis eine sämige Sauce entsteht. Mit Essig, Süßstoff, Pfeffer und Diät-Würzmittel abschmecken, über die Gurkenscheiben gießen.

15 g E, 19 g F, 29 g KH, 350 kcal/1470 kJ, 155 mg Na, 1110 mg K

Spätimbiß

Getrocknete Feigen

40 g getrocknete Feigen

2 g E, – F, 22 g KH, 100 kcal/420 kJ, 20 mg Na, 425 mg K

Tagesbilanz:

63 g E, 71 g F, 148 g KH, 1485 kcal/6235 kJ, 410 mg Na, 4985 mg K

Diättag 13

Frühstück

Selbstgemachte Hefepaste auf Vollkornbrot

20 g Halbfettmargarine (2 geh. TL)
10 g Edelhefe-Flocken (2 geh. EL)
10 g Weizenkeim-Flocken (2 geh. EL)
⅓ TL klare Suppe mit Gemüse, na-arm (Instantpulver)
¼ Pk TK-Kräutermischung
frisch gemahlener Pfeffer
50 g Radieschen
10 g Kresse (½ Kästchen)
90 g Vollkornbrot, na-arm (2 Sch)
Kaffee oder Tee mit Süßstoff
2 TL Kondensmilch, 7,5% Fett

Hefepaste Zutaten im Mixer oder mit Handrührgerät zu einer glatten Paste verrühren, auf Vollkornbrot streichen. Mit geraspelten Radieschen und Kresse belegen.

15 g E, 12 g F, 48 g KH, 360 kcal/1510 kJ, 235 mg Na, 595 mg K

Mittagessen

Gemüse-Nudel-Pfanne mit Käse

60 g Vollkorn-Spiralen
5 g Öl (1 TL)
100 g grüner Paprika
200 g Tomaten
25 g Kalbfleischwurst mit grünem Pfeffer, na-reduziert (1 Port.)
Kräuter der Provence (Thymian, Rosmarin, Oregano, Basilikum)
schwarzer Pfeffer, Cayennepfeffer
½ TL Diät-Würzmittel
30 g Trapistenkäse, na-arm
Schnittlauchröllchen
Petersilie

Vollkorn-Spiralen 8–10 Min. kochen, abgießen, abtropfen lassen. Im heißen Öl zuerst Lauchringe glasig andünsten, dann Paprikastreifen und Tomatenscheiben zugeben, zugedeckt etwa 5 Min. dünsten. Mit gerebelten Kräutern der Provence, Pfeffer und Diät-Würzmittel würzen. Abgetropfte Nudeln, gewürfelte Kalbfleischwurst untermengen, mit geriebenem Käse bestreuen und zugedeckt auf der ausgeschalteten Kochplatte stehen lassen, bis der Käse geschmolzen ist. Mit frischen Kräutern bestreuen.

24 g E, 21 g F, 50 g KH, 485 kcal/2035 kJ, 175 mg Na, 1525 mg K

Diättag 13

Zwischenmahlzeit

Mocca-Creme mit Kiwi

50 g Magerquark (1 geh. EL)
50 g Sahne-Dickmilch, 10% Fett (¼ Be)
1 geh. TL Kaffeepulver
2 EL Wasser
1 TL Kakaopulver, stark entölt
Rum-Aroma, flüssiger Süßstoff
1 Blatt weiße Gelatine
80 g Kiwi (1 St)

Kaffeepulver mit Wasser aufkochen, ziehen lassen. Magerquark mit Sahne-Dickmilch, Kaffee mit Satz und Kakaopulver verquirlen. Eingeweichte Gelatine tropfnaß in ein Töpfchen geben, erwärmen und unter Rühren auflösen. Unter die Creme ziehen, mit Rum-Aroma und Süßstoff abschmecken, im Kühlschrank fest werden lassen. Mit Kiwischeiben garnieren.

9 g E, 5 g F, 15 g KH, 185 kcal/775 kJ, 70 mg Na, 450 mg K

Abendessen

Folienkartoffeln mit Tzatziki

250 g Kartoffeln
Alufolie
150 g Sahne-Dickmilch (¾ Be – Rest vom Nachmittag)
100 g Salatgurke
2 Knoblauchzehen
½ TL Diät-Würzmittel
weißer Pfeffer

Kartoffeln abbürsten, rundherum einstechen, in Alufolie einzeln einwickeln und im Backofen bei 220 Grad etwa 40 Min. backen. Sahne-Dickmilch mit geraspelter Salatgurke und durchgepreßtem Knoblauch verrühren, mit Pfeffer und Diät-Würzmittel abschmecken.

11 g E, 15 g F, 46 g KH, 365 kcal/1535 kJ, 90 mg Na, 1105 mg K

Spätimbiß

Apfel mit Kürbiskernen

150 g Apfel
10 g geröstete Kürbiskerne (1 geh. EL)

Apfel gut waschen, achteln, Kerngehäuse herausnehmen. Dazu Kürbiskerne knabbern.

3 g E, 6 g F, 19 g KH, 140 kcal/590 kJ, 5 mg Na, 305 mg K

Tagesbilanz:

62 g E, 59 g F, 178 g KH, 1535 kcal/6445 kJ, 575 mg Na, 3980 mg K

Diättag 14

Frühstück

Brombeer-Müsli

100 g Brombeeren, frisch oder TK ungesüßt
150 g Sanoghurt, 1,5% Fett (1 Be)
100 ml Grapefruitsaft, ungesüßt
30 g Reisflocken (6 EL)
Zimt, flüssiger Süßstoff
Kaffee oder Tee mit Süßstoff
2 TL Kondensmilch, 7,5% Fett

Sanoghurt mit Grapefruitsaft, flüssigem Süßstoff und Zimt verrühren, Reisflocken und Brombeeren unterheben.

11 g E, 5 g F, 48 g KH, 280 kcal/1175 kJ, 85 mg Na, 620 mg K

Mittagessen

Forelle in Folie mit Orangenreis

300 g küchenfertige Forelle (1 kleine)
Zitronensaft
weißer Pfeffer
1 Msp Diät-Würzmittel
1 Bd Dill
Alufolie
50 g Naturreis
5 g Öl (1 TL)
⅛ l klare Hühnersuppe, na-arm
100 g Orangenwürfel

Forelle waschen, trockentupfen, innen und außen mit Pfeffer und Diät-Würzmittel würzen, mit Zitronensaft beträufeln, Hälfte von Dill innen, andere Hälfte obenauf legen. Alufolie mit Öl auspinseln, Forelle darauf legen und wie ein Päckchen zusammenfalten. Im vorgeheizten Backofen bei 200 Grad 20 Min. backen. Naturreis im heißen Öl kurz anrösten, mit Hühnersuppe auffüllen, 20 Min. köcheln und 20 Min. quellen lassen. In den letzten 2 Min. Orangenwürfel obendrauf legen und miterwärmen.

44 g E, 12 g F, 48 g KH, 475 kcal/1995 kJ, 220 mg Na, 1470 mg K

Zwischenmahlzeit

Getrocknete Bananenscheiben

50 g getrocknete Bananen

2 g E, – F, 38 g KH, 165 kcal/690 kJ, – Na, 740 mg K

Diättag 14

Abendessen

Tilsiter-Omelett mit Gurken-Möhren-Salat

150 g Kartoffeln, 150 g Lauch
10 g Öl (1 EL)
1 Hühnerei, Gew. Kl. 6
20 g Milch, 1,5% Fett (2 EL)
gemahlener Kümmel
schwarzer Pfeffer, Paprikapulver
1 Msp Diät-Würzmittel
30 g Tilsiter, na-arm
100 g Salatgurke, 50 g Möhren
5 g Öl (1 TL), 10 g Essig (1 EL)
Mineralwasser (1 EL)
1 Msp Diät-Würzmittel
weißer Pfeffer
flüssiger Süßstoff, Petersilie

Kartoffeln schälen, würfeln und im heißen Öl anbraten. Lauchringe zugeben, unter Wenden mitbraten. Zugedeckt bei kleiner Hitzezufuhr etwa 10 Min. garen. Ei mit Milch, Mineralwasser und Gewürzen leicht verquirlen, über die Kartoffeln gießen. Mit geriebenem oder feingehacktem Tilsiter bestreuen, von unterer Seite goldgelb braten, von oben stocken lassen. Gurke fein hobeln, Möhre grob raspeln und mit den übrigen Zutaten anmachen.

20 g E, 29 g F, 32 g KH, 475 kcal/1995 kJ, 110 mg Na, 1765 mg K

Spätimbiß

Kiwigelee mit Kokosflocken

150 g Kiwis (2 St)
1 Msp Nelkenpulver
1 Msp Zimt
Rum-Aroma
flüssiger Süßstoff
1 Blatt weiße Gelatine
5 g Kokosflocken

Kiwis schälen, ein Stück pürieren, anderes in Scheiben schneiden. Eingeweichte Gelatine in 5 Eßlöffeln Wasser erwärmen und unter Rühren auflösen. Dann mit Kiwipüree verrühren, mit Gewürzen, Rum-Aroma und Süßstoff abschmecken. Ein flaches Schälchen mit Kiwischeiben auslegen, Kiwipüree darüber gießen, im Kühlschrank erstarren lassen. Mit trocken gerösteten Kokosflocken bestreuen.

1 g E, 4 g F, 16 g KH, 105 kcal/440 kJ, 5 mg Na, 480 mg K

Tagesbilanz:

78 g E, 50 g F, 182 g KH, 1500 kcal/6300 kJ, 420 mg Na, 5075 mg K

Anhang

Tabellen:

1. Kochsalz- und Natriumgehalt industriell hergestellter Lebensmittel
2. Natürlicher Natriumgehalt in frischen Lebensmitteln
3. Natriumarme Produkte
4. Natriumreduzierte Lebensmittel
5. Kochsalzersatz- und Diätwürzmittel
6. Gewürze und Kräuter
7. Gewürzmischungen zum Selbermachen
8. Kaliumreiche Nahrungsmittel
9. Cholesteringehalt der Grundnahrungsmittel
10. Ballaststoffe in Lebensmitteln

Tab. 1 Kochsalz- und Natriumgehalt industriell hergestellter Lebensmittel
(Grundnahrungsmittel, Fertig- und Halbfertigprodukte)

100 g	Natrium* in mg	≙ Kochsalz** in g
Brot und Backwaren		
Brötchen (Semmeln)	485	1,1
Grahambrot	430	1,1
Knäckebrot	463	1,15
Kommißbrot	468	1,2
Pumpernickel	569	1,45
Roggenbrot	520	1,3
Roggenmischbrot	537	1,35
Roggenschrot- und Vollkornbrot	524	1,3
Schlüterbrot	269	0,7
Simonsbrot	380	0,95
Steinmetzbrot	420	1,05
Toastbrot, Weißbrot	380	0,95
Weizenmischbrot	400	1,0
Weizenvollkornbrot	430	1,1
Zwieback, eifrei	265	0,65
Bisquit-Plätzchen	49	0,1
Butterkeks	387	1,0
Fleisch- und Wurstwaren		
Bierschinken	753	1,9
Blutwurst	680	1,7
Bockwurst	700	1,8
Bratwurst (Schweinsbratwurst)	520	1,3
Bündnerfleisch	2100	5,3
Cervelatwurst	1260	3,0
Dosenwürstchen	711	1,8
Fleischkäse (Leberkäse)	599	1,5
Fleischwurst	820	2,1
Frankfurter Würstchen	778	1,95
Gelbwurst	640	1,6
Göttinger	1030	2,6
Jagdwurst	818	2,1
Kalbsbratwurst	520	1,3
Knackwurst	1190	3,0
Leberpastete	738	1,85
Leberwurst	810	2,05
Lyoner	900	2,3
Mettwurst	1090	2,75
Mortadella	668	1,7
Münchner Weißwurst	620	1,55

100 g	Natrium* in mg	≙ Kochsalz** in g
Plockwurst	1460	3,7
Regensburger	829	2,1
Salami	1260	3,0
Wiener Würstchen	941	2,4
Corned Beef, deutsch	830	2,1
Luncheon meat	1060	2,7
Rindfleisch in Dosen	600	1,5
Schweinefleisch in Dosen	510	1,3
Schweinefleisch, Kasseler	950	2,4
Schinken, gekocht	960	2,4
Schinken, roh, geräuchert	1400	3,55
Schinkenspeck, durchwachsen	1770	4,5
Fisch und Fischwaren		
Aal, geräuchert	500	1,25
Bückling	720	1,8
Brathering	569	1,45
Flunder, geräuchert	481	1,2
Heilbutt, geräuchert	406	1,0
Hering in Gelee	594	1,5
Hering, mariniert (Bismarck-)	1030	2,6
Heringsfilet in Tomatensauce	526	1,35
Kaviar, echt	1940	4,9
Kaviar-Ersatz	2120	5,4
Klippfisch (getrockneter Kabeljau)	7917	20,1
Krebsfleisch in Dosen	356	0,9
Lachs in Dosen	540	1,35
Makrele, geräuchert	261	0,65
Matjeshering	2500	6,35
Ölsardinen in Dosen	510	1,3
Rotbarsch, geräuchert	550	1,4
Salzhering	5930	15,05
Schellfisch, geräuchert	557	1,4
Schillerlocken	704	1,8
Seeaal, geräuchert	626	1,6
Seelachs, geräuchert	455	1,15
Seelachs in Öl (Lachsersatz)	2900	7,35
Sprotten, geräuchert	780	2,0

Tab. 1 (Fortsetzung)

100 g	Natrium* in mg	≙ Kochsalz** in g
Thunfisch in Öl	360	0,9
Krabben in Dosen	1000	2,55
Milchprodukte und Käse		
Kondensmilch, 4% Fett	130	0,35
Magermilchpulver	557	1,4
Trockenvollmilch	371	0,95
Briekäse, 50% Fett i.Tr.	1170	2,95
Butterkäse, 50% Fett i.Tr.	860	2,2
Camembertkäse, 30% Fett i.Tr.	954	2,4
Camembertkäse, 45% Fett i.Tr.	1150	2,9
Chesterkäse, 50% Fett i.Tr.	675	1,7
Doppelrahmfrischkäse, 60% Fett i.Tr.	375	0,95
Edamerkäse, 45% Fett i.Tr.	654	1,65
Edamerkäse, 30% Fett i.Tr.	800	2,0
Edelpilzkäse, 50% Fett i.Tr.	1450	3,7
Emmentalerkäse, 45% Fett i.Tr.	620	1,55
Goudakäse, 45% Fett i.Tr.	868	1,9
Hüttenkäse, 20% Fett i.Tr.	400	1,0
Kräuterquark	300	0,75
Kochkäse	1300	3,3
Limburgerkäse, 20% Fett i.Tr.	1280	3,25
Limburgerkäse, 40% Fett i.Tr.	1300	3,3
Mozzarellakäse	500	1,25
Münsterkäse, 45% Fett i.Tr.	1020	2,6
Parmesankäse, 30% Fett i.Tr.	1000	2,55
Parmesankäse, 35% Fett i.Tr.	1200	3,05
Raclettekäse, 48% Fett i.Tr.	800	2,05
Räucherkäse, 45% Fett i.Tr.	800	2,05
Rauch-Schinken-Käse, 45% Fett i.Tr.	800	2,05
Romadur, 40% Fett i.Tr.	1200	3,05
Romadur, 20% Fett i.Tr.	1280	3,25
Roquefortkäse	1810	4,6
Sauermilchkäse (Handkäse)	1100	2,8
Schafskäse (Feta), 50% Fett i.Tr.	1300	3,3
Steppenkäse	800	2,05
Schmelzkäse, 45% Fett i.Tr.	1260	3,2
Tilsiterkäse, 45% Fett i.Tr.	773	1,95
Tilsiterkäse, 30% Fett i.Tr.	1000	2,55
Trapistenkäse, 45% Fett i.Tr.	900	2,3

100 g	Natrium* in mg	≙ Kochsalz** in g
Weichkäse mit Pfeffer, 70% Fett i.Tr.	700	1,8
Weinkäse, 45% Fett i.Tr.	1200	3,05
Weißlacker	1400	3,55
Butter, gesalzen	280	0,7
Kräuterbutter	300	0,75
Halbfettmargarine	390	1,0
Kräuter-Creme fraiche, 38% Fett i.Tr.	200	0,5
Gemüseprodukte und Pilze		
Bohnen, grün, in Dosen	275	0,7
Champignons in Dosen	360	0,9
Erbsen, grün, in Dosen	211	0,55
Gurken, milchsauer	960	2,45
Maiskörner in Dosen	235	0,6
Möhren in Dosen	61	0,15
Oliven, grün, mariniert	2250	5,7
Oliven, schwarz, griech. Art	3288	8,4
Pfifferlinge in Dosen	165	0,4
Sauerkraut, abgetropft	355	0,9
Spargel in Dosen	355	0,9
Tomatenmark	590	1,5
Kartoffelprodukte		
Püreeflocken	100	0,25
Flockenpüree mit Milch	1600	4,1
Böhmische Knödel	800	2,05
Hausmacher Knödel	90	0,2
Kartoffelknödel in Kochbeuteln	1300	3,3
Knödel halb und halb	1400	3,55
Semmelknödel in Kochbeuteln	1400	3,55
Speckknödel in Kochbeuteln	1400	3,55
Feine Klöße	1400	3,55
Gekochte Klöße	1500	3,8
Reibeklöße in Kochbeuteln	1700	4,3
Kroketten	1300	3,3
Kartoffelpuffer	900	2,3
Kartoffelplätzchen	2000	5,1
Rösti, pfannenfertig	500	1,25
Bauernfrühstück, pfannenfertig	400	1,0
Hüttenschmaus, pfannenfertig	500	1,25
Bratkartoffeln, pfannenfertig	400	1,0

Tab. 1 (Fortsetzung)

100 g	Natrium* in mg	≙ Kochsalz** in g
Frühstücksflocken, Müslis		
Coco Krispies	510	1,3
Corn Pops	2,76	0,7
Corn Flakes	1260	2,7
Crunchy Nut	550	1,4
Feinschmecker Müsli	215	0,55
Kleie Müsli	402	1,0
Knusprige Haferfleks	410	1,0
Frosties	709	1,8
Rice Krispies	905	2,3
Reis Frosty	590	1,5
Special K	710	1,8
Schoko Müsli	155	0,4
Snacks		
Erdnußflips	455	1,15
Kartoffelsticks	720	1,8
Kartoffelchips	450	1,15
Salzstangen, -brezen	1790	4,55
Kräcker	770	3,05
Fertigsaucen, Salatdressings		
Barbecue Relish	590	1,5
Exotic Relish	590	1,5
Fondue Relish	255	1,0
Mexican Relish	255	1,0
Barbecue-, Grill-, Peppersteak-Sauce	255	1,0
Chili-, Puszta-, Schaschlik-Sauce	1180	3,0
Mango-Sauce (Chutney)	236	0,6
Meerrettich-Sauce	890	2,5
Mustard-Sauce	866	2,2
Coctail-Sauce	787	2,0
Cumberland-Sauce	255	1,0
Tomaten-Ketchup	1180	3,0
French-, Gartenkräuter-Dressing	720	1,8

100 g	Natrium* in mg	≙ Kochsalz** in g
Catalina-Dressing	945	2,4
Italian-Dressing	1338	3,4
1000 Island-Dressing	510	1,3
Senf	1307	3,3
Sojasauce	7085	18,0
Mayonnaise, 80% Fett	255	1,0
Salatmayonnaise, 50% Fett	472	1,2
Miracel Whip	787	2,0
Remoulade, 50% Fett	276	0,7
Kartoffelsalat-Sauce	984	2,5
Fleischbrühen (1 Teller = 250 ml)		
gekörnte Brühe	985	2,5
klare Fleischsuppe	945	2,4
klare Hühnersuppe	945	2,4
Würzmittel (1 gestrichener Teelöffel = 3 g)		
Fleischwürze, flüssig	201	0,5
Speisewürze, Streuwürze	210	0,55
Speisesalz, Jodsalz	1170	2,97
Meersalz	1157	2,94
Gewürzsalz (Sellerie-, Zwiebel-)	472	1,2
Die Prise (Speisesalz/Kaliumsalz)	585	1,48
Diätsalz (Kochsalzersatz)	weniger 40	–
Diät-Würzmittel	weniger 40	–
Getränke (1 Liter)		
Gemüsesaft mit Kochsalzzusatz	2900	7,5
Tomatensaft mit Kochsalzzusatz	2480	6,0
Sauerkrautsaft	2900	7,5
Diät-Erfrischungsgetränke (mit Na-Saccharin/Na-Cyclamat	105	0,25

* Gesamt-Natriumgehalt (natürlicher Na-Gehalt der Rohstoffe, Zusatz von Kochsalz und anderen Na-Salzen)

** Natrium in mg × 2,54 (Umrechnungsfaktor) ≙ Kochsalz in g

E. Pospisil: »Neptuns Geschenk: Kochsalz«, medwelt 1988; 39; S. 1–6

Tab. 2 Natürlicher Natriumgehalt in frischen Lebensmitteln
pro 100 Gramm

unter 100 mg

Milch und Milchprodukte
Kuhmilch (Trink-, Mager-, H-Milch)
Butter-, Sauer-, Dickmilch, Molke
Joghurt, Kefir
Sahne, Sauerrahm
Speisequark, Schichtkäse

Eier

Streichfette und Öle
Butter, Margarine, Speiseöle

Fleisch
Schweine-, Rind-, Geflügel-, Kalb-, Hammel-, Lamm-, Wildfleisch

Fisch
Süßwasser-, Seefische (außer Hering, Makrele, Schellfisch, Steinbutt)
Austern

Getreide, Mehle, Stärke

Hülsenfrüchte, Reis, Kartoffeln

Samen und Nüsse

Gemüse und Pilze (außer Bleichsellerie)

Obst und Obstprodukte (Säfte, Dosenobst, Konfitüren, Trockenfrüchte)

Kakaopulver

Honig

100–200 mg

Innereien (Herz, Lunge, Niere, Leber)

Seefische (Hering, Makrele, Schellfisch, Steinbutt)

Garnelen (Speisekrabben)

Gemüse (Bleichsellerie, Rote-Bete-Saft)

Bierhefe, getrocknet

200–300 mg

Hummer, Krebs (Flußkrebs), Miesmuscheln (Pfahlmuscheln)

Tab. 3 Natriumarme Produkte
(in 100 g höchstens 120 mg Natrium, entsprechend 0,3 g Kochsalz)

Hersteller	Sortiment	Bezugsquelle
Alevita – Alete – Nestle Prinzregentenstraße 150 8000 München 80	Diät-Würzmittel Tomaten-Ketchup Diät-Senf Vollkornknäckebrot Vollkorn-Sesamknäckebrot Klare Suppe mit Gemüse Klare Hühnersuppe Rindfleischsuppe mit Gemüse Tomatencremesuppe Spargelcremesuppe Lauchcremesuppe Helle Soße Soße zum Braten Pastete Hausmacher Art Pastete Ungarischer Art Diät-Bindefix Nestargel	Apotheke Drogerie Lebensmittel- geschäfte
Eden Waren GmbH Königsteiner Straße 189–191 6232 Bad Soden/Taunus	Gemüsekonserven Sauerkraut Tomatenmark Gemüsesäfte Diät-Pflanzenfette	neuform/ Reformhaus
Fausel Vitaquellwerk KG Pinneberger Chaussee 60 2000 Hamburg 54	Vitaquell-Pflanzenfette	neuform/ Reformhaus
J. + K. Grundmann Samoastraße 26 5600 Wuppertal	na-armer Diätkäse »Farm Schonkaas«	Direktbezug
Heirler Grubmühlerfeldstraße 52 8035 Gauting	Edamerkäse Tilsiterkäse Trapistenkäse Schmelzkäse Schmelzkäse m. Kräutern Brotaufstrich Streichfein	neuform/ Reformhaus
Maizena Diät GmbH Knorrstraße 1 7100 Heilbronn	Mazola-Keimöl	Lebensmittel- geschäft

Tab. 3 (Fortsetzung)

Hersteller	Sortiment	Bezugsquelle
Dr. Ritter GmbH Siegburger Straße 189–191 5000 Köln 21	Edelhefe Weizenkeime Saflor- (Distel)öl	neuform/ Reformhaus
Riethmüller Marktstraße 25 7312 Kirchheim/Teck	Wurstwaren	Direktvertrieb
Studt KG Alzeyer Straße 131–133 6550 Bad Kreuznach	Vollkornbrot Fladenbrot (Matzen) Vollkorn-Teigwaren Früchtebrot	neuform/ Reformhaus
Tartex GmbH Prinzregentenstraße 155 8000 München 80	vegetabile Kräuterpastete vegetabile Delikateßpastete Biobin (pflanzliches Bindemittel)	neuform/ Reformhaus
Union Deutsche Lebensmittelwerke GmbH Dammtorwall 15 2000 Hamburg 36	becel – Diät-Margarine – Diät-Pflanzencreme – Diät-Pflanzenfett – Diät-Speiseöl	Lebensmittelgeschäfte
Vitam GmbH 3250 Hameln	Vitam-RD Hefeextrakt Vitam Hefeflocken Weizenkeime	neuform/ Reformhaus
Walther Schoenenberger Pflanzensaftwerk GmbH & Co 7031 Magstadt	Frischpflanzensäfte Gemüsesäfte Hensel Tofu Danga na-arme Pasteten	neuform/ Reformhäuser

Anmerkung: Die Liste erhebt keinen Anspruch auf Vollständigkeit. Nach weiteren natriumarmen Produkten fragt man am besten vor Ort in neuform-Reformhäusern, Drogerien, Apotheken und im Lebensmittelhandel.

Tab. 4 Natriumreduzierte Lebensmittel

Die Änderung der lebensmittelrechtlichen Vorschriften Ende April 1988 eröffnete den Lebensmittelherstellern die Möglichkeit, eine neue Kategorie von Lebensmitteln mit einem verminderten Kochsalzgehalt anzubieten. Lebensmittel, die in der Regel viel Kochsalz enthalten, können nun auch als »natriumreduziert« oder »kochsalzvermindert« angeboten werden, wenn sie die gesetzlich festgelegten Höchstwerte an Natrium nicht überschreiten.

100 g	Natrium-Höchstwert in mg
Brot, Kleingebäck und sonstige Backwaren	250
Fertiggerichte und fertige Teilgerichte	250
Suppen, Brühen und Soßen	250
Erzeugnisse aus Fischen und Meerestieren	250
Kartoffeltrockenerzeugnisse	300
Kochwürste	400
Käse und Erzeugnisse aus Käse	450
Brühwürste und Kochpökelwaren	500

Im Lebensmittelhandel bereits erhältlich sind folgende »natriumreduzierte« Alevita-Produkte:

	Natrium in mg/100g
Ballaststoff-Knäckebrot	250
Delikateß-Würstchen	500
Kalbfleischwurst mit grünem Pfeffer	500
Jagdwurst	500
Feine Kalbsleberwurst	380
Gutsleberwurst »grob«	380

Anmerkung: Die Liste erhebt keinen Anspruch auf Vollständigkeit. Nach weiteren »natriumreduzierten« bzw. »kochsalzverminderten« Produkten fragt man am besten vor Ort in neuform-Reformhäusern, Drogerien, Apotheken und Lebensmittelgeschäften.

Tab. 5 Kochsalzersatz- und Diätwürzmittel
(unter 120 mg Natrium pro 100 g)

Die Kochsalzersatzmittel werden von ihrem Geschmack her sehr unterschiedlich beurteilt. Während bei reinen Diätsalzen – sie enthalten Kalium statt Natrium – über einen bitteren, metallischen Nachgeschmack geklagt wird, werden Diät-Würzmittel, die auch andere Zutaten, wie Geschmacksverstärker, Gemüse, Gewürze u. a. m. enthalten, geschmacklich viel besser beurteilt.

AMBISAL	streng natriumarm
ASANA-Diätsalz	streng natriumarm
DAVASAL	streng natriumarm
DIÄTSALZ KAHLER	streng natriumarm
DR. RITTERS DIÄTSALZ	streng natriumarm
FREMA SALZ	streng natriumarm
FLAROM DIÄTSALZ	streng natriumarm
SHAKLEE jodiertes DIÄTSALZ	streng natriumarm
SINASALZ	streng natriumarm
ALEVITA DIÄT-WÜRZMITTEL	natriumarm
OSTMANN DIÄT-GEWÜRZZUBEREITUNGEN	natriumarm

Anmerkung: Die Liste erhebt keinen Anspruch auf Vollständigkeit.

Tab. 6 Gewürz- und Kräuter-Lexikon

Anis: Obstsuppen und -salate, Möhrensalat, Kompott, Brot und Gebäck.
Basilikum: Tomaten in jeder Form, Fischsuppe, Kräuter-, Bratensauce, Gurkensalat, Fisch, Kalbs-, Lammbraten, Hähnchen, Rotkohl, Grünkohl, Nudeln.
Beifuß: Zwiebelsuppe, Kräutersauce, Gurkensalat, Aal, Karpfen, Kalbsbraten, Geflügel, Kohl.
Bohnenkraut: Gemüsesuppen, Salatsaucen, Mayonnaise, Fisch, Lammragout, Fleischfüllung, Hülsenfrüchte, grüne Bohnen, Gurken, Rotkohl, Kartoffeln.
Borretsch: Kräutersuppen, Kräuter-, Tomatensauce, Salate, Weißkohl, Wirsing, Gurken, Pilze, Quark.
Cayennepfeffer: Fleischgerichte, Rühreier, Suppen und Saucen.
Chilipulver: Tomatensuppe, Ragoutsaucen, Fleischsalat, Seefisch, Tatar, Huhn, Auberginen, Quark.
Curry: Fisch-, Pilzsuppe, Currysauce, gekochter Seefisch, Kalb, Lamm, Geflügel, Auberginen, Tomaten, Paprika, Reis.
Dill: Kräutersuppen und -saucen, Salate, Aal, Lachs, Seefischfilet, Kalb, Lamm, Geflügel, Bohnen, Erbsen, Gurken, Möhren, Tomaten, Pilze.
Estragon: Bouillon, Kartoffelsuppe, Vinaigrette, Salate, Thunfisch, Fischragout, Kalb, Lamm, Sauerbraten, Huhn, Wild, Möhren, Tomaten, Linsen, Steinpilze, Nudeln, Kartoffeln.
Fenchel: Brotsuppe, Salate, Fischmarinade, Gurken, Tomaten, Pilze, Brot.
Ingwer: Bohnensuppe, Fisch, Kalb, Geflügel, Möhren, Kürbis, Reis, Obstgerichte, Quark, Gebäck.
Kardamom: Bouillon, gebratener Fisch, Kalb, Lamm, Wildpastete, Reis, Kompott, Brot und Gebäck.
Kerbel: Kräutersuppen und -saucen, Salate, Fisch, Lamm, Kalb, Huhn, Erbsen, Tomaten, Reis.
Knoblauch: Bouillon, Kartoffel-, Tomatensuppe, Salate, Fisch, Schwein, Lamm, Geflügel, Spinat, Auberginen, Paprika, Zucchini, Tomaten, Reis.
Koriander: Wildsuppe, gebratener Fisch, Rind, Geflügel, Wild, Weißkohl, Möhren, Brot und Gebäck.
Kresse: Bouillon, Kräutersuppe und -sauce, Salate, gedünsteter Fisch, Quark, Bratkartoffeln.
Kümmel: Suppen, deftige Salate, gekochter Fisch, Thunfisch, Sauerbraten, Lamm, Kohl, Sauerkraut, Tomaten, Kartoffeln, Quark.
Kurkuma (Gelbwurz): Gewürzmischungen (Curry-Bestandteil), orientalische Fisch-, Geflügel-, Reisgerichte, Rühreier, helle Saucen, rote Linsen.
Kreuzkümmel: orientalische Reisgerichte, rote Linsen.
Liebstöckel: Bouillon, Gemüse- Kartoffelsuppe, Saucen, Salate, Fisch, Rind, Lamm, Geflügel, Spinat, Kohlrabi.
Lorbeer: Bouillon, braune Sauce, Heringssalat, gekochter Fisch, gekochtes Fleisch (Kalb, Rind, Geflügel), Wild, Sauerkraut, Kartoffelgerichte, Hülsenfrüchte.
Macis (Muskatblüte): Bouillon, helle Saucen, helles Fleisch, Kartoffelpüree, Apfelkompott.
Majoran: deftige Suppen, Saucen und Salate, gedünsteter Fisch, Schwein, Hammel, Geflügelfüllung, Bohnen, Möhren, Hülsenfrüchte, Bratkartoffeln.
Meerrettich: Saucen, gekochter Fisch, gekochtes Rindfleisch, Würstchen, Marinaden.
Muskatnuß: Bouillon, Pilzcremesuppe, Saucen, Käse-, Kartoffelsalat, gekochter Fisch, Schwein, Kalb, Hammel, gekochtes Geflügel, Spinat, Kohl, Erbsen, Schwarzwurzeln, Kartoffelpüree, Grieß.
Nelke: Bouillon, Reis-, Erbsensuppe, braune Saucen, Rote-Bete-Salat, gekochter Fisch, Sauerbraten, Lamm, gekochtes Huhn, Wild, Kohl, Obstsuppen und -saucen, Kompotte, Gebäck.

Tab. 6 (Fortstzung)

Oregano: Bouillon, Bohnensuppe, Salatsaucen, gedünsteter Seefisch, Kalbsbraten, Wildgeflügel, Bohnen, Erbsen, Tomaten, Pizza.
Paprika: Gulasch-, Ochsenschwanz-, Gemüsesuppen, Braten-, Tomatensauce, Fleischsalate, Fisch, Rind, Kalb, Schwein, Tatar, Wild und Wildgeflügel, Huhn, Sauerkraut, Porree, Schwarzwurzeln, Kartoffeln, Reis, Nudeln, Käsegerichte, Pizza.
Petersilie: fast alle Suppen und Salate, Fisch, Schwein, Rind, Kalb, Lamm, Geflügel, Gemüse, Kartoffeln, Reis, Quark.
Pfeffer, grün: Tomaten-, Hühnersuppe, helle Saucen, pikante Salate, Grilladen, Fleischpasteten.
Pfeffer, schwarz: Bouillon, dunkle Suppen und Saucen, Fleischsalat, Aal, Steaks, Sauerbraten, Rouladen, Pute, Wild, Kohl, Tomaten, Pilze.
Pfeffer, weiß: helle Suppen und Saucen, Salate, Fisch, helles Fleisch, Blumenkohl, Kohlrabi, Möhren, Erbsen, Nudeln, Risotto.
Pfefferminze: Minzsauce, Salatsaucen, gekochter Fisch, Kalb, Lamm, Erbsen, Möhren, Obstsalat.
Pilzpulver: Eintöpfe, Kohlgerichte, Bratlinge, Wildgericht, Pasteten, Reisgerichte, Knödel und Klöpse.
Piment (Nelkenpfeffer): Bouillon, dunkle Suppen und Saucen, Spargelsalat, gekochter Fisch, Sauerbraten, Lamm, Wild, Spinat, Auberginen, Brot.
Pimpinelle: Kräutersuppen und -saucen, Aal, Hecht, helles Fleisch, Kohlrabi, Gurken, Tomaten.
Portulak: Tomatensuppe, Kräutersuppen und -saucen, Grilladen, Tomatengemüse, Quark.
Rosmarin: Tomatensuppe, Minestrone, Kräutersaucen, Käsesalat, gebratener Fisch, Schwein, Rind, Kalb, Lamm, Huhn, Wild, Gurken, Auberginen, Pilze.
Safran: Bouillon, Reissalat, Fisch, Lamm, Geflügel, Spargel, Tomaten, Reis, Grieß.
Salbei: Fischsuppen, Kräutersauce, Fisch-, Geflügelsalat, Rohkost, gebratener Seefisch, Kalb, Schinken, Wildgeflügel, Tomaten, Teigwaren.
Sauerampfer: Kräutersuppen und -saucen, Blattsalate, Fischfüllung, Kalbsfilet, Quark.
Schnittlauch: Bouillon, Gemüsesuppen, Salatsaucen, gekochter Seefisch, gekochtes Rindfleisch, Möhren, Erbsen, Blumenkohl, Pilze, Kartoffeln, Quark.
Selleriegrün: Kartoffel-, Gemüsesuppe, Salatsaucen, gekochter Fisch, gebratenes und gegrilltes Fleisch, Geflügelpastete, Tomaten.
Senfkörner: Fisch- und Wildmarinaden, Einmachgewürz.
Senfpulver: Fisch- und Geflügelgerichte, Saucen, Senf-Ersatz.
Sternanis: Schwein und Huhn chinesisch, Obst.
Thymian: Gemüsesuppen, Salatsaucen, rote Bete, Fisch, Rind, Kalb, Geflügel, Wild, Hülsenfrüchte, Tomaten, Möhren, Pilze, Kartoffeln, Pizza.
Vanille: süße Saucen, Aufläufe, Obstgerichte, Backwerk.
Wacholder: Wildsuppe, Bratensaucen, Fischsalat, Marinaden, gekochter Fisch, Sauerbraten, Hammel, Geflügelragout, Sauerkraut, Rotkohl.
Zimt: Sauerbraten, Süßspeisen, Obstgerichte, Gebäck.
Zitronenmelisse: Gemüsesuppen, Salatsaucen, Rohkost, Fischfüllung, Kalbsragout, Geflügel, Sülze, Möhren, Erbsen, Gurken, Quark.
Zwiebel: Suppen, Saucen, Fleisch-, Fisch-, Geflügel-, Wild-, Eier-Gerichte, Getreide-, Gemüse-, Kartoffel-Gerichte, Quark- und Joghurtzubereitungen, Salate u. a.

Quelle: Franke/Schlierf: Moderne Diät bei Herz-Kreislauf-Erkrankungen. Gräfe und Unzer Verlag, München, 1986.

Alexander Ettl: Gewürze. Sigloch Edition, 1980.

Tab. 7 Gewürzmischungen zum Selbermachen

Geflügelgewürz:	25 g Diätsalz (z. B. Sina-Salz oder andere Kochsalz-Ersatzmittel s. S. 152) 2 EL Kurkuma (Gelbwurz) 1 EL Ingwer, gemahlen 1 EL weißer Pfeffer, gemahlen 2 EL Zitronenschalenaroma-Granulat 1 EL Zitronensäure-Pulver (Apotheke) 1 TL Orangenschalenaroma-Granulat 1 EL Paprikapulver, edelsüß
Fleischgewürz:	1 EL Diätsalz 2 EL schwarzer Pfeffer, gemahlen 1 TL Chilipulver 1 TL Cayennepfeffer 1 TL weißer Pfeffer, gemahlen
Curry-Gewürz:	2 TL Kurkuma (Gelbwurz) 1 TL Koriander, gemahlen 1 TL Senfpulver 1 TL Ingwer, gemahlen 1 TL Kreuzkümmel, gemahlen 1 TL schwarzer Pfeffer, gemahlen 1 TL Chilipulver ½ TL Zimt ½ TL Diätsalz 1 Msp Knoblauchpulver (Granulat) 1 Msp Kardamom
Pizza-Gewürz:	2 TL Basilikum, gerebelt 1 TL Oregano, gerebelt 1 TL Rosmarin, gerebelt ½ TL Thymian, gerebelt 2 TL schwarzer Pfeffer, gemahlen ½ TL Cayennepfeffer 1 TL Diätsalz

Alle jeweils angegebenen Zutaten gut vermischen und in einem verschließbaren Glas trocken aufbewahren. Sie sind im Lebensmittelgeschäft, neuform-Reformhäusern, Gewürzständen am Wochenmarkt oder in der Apotheke erhältlich.

Tab. 8 Kaliumreiche Nahrungsmittel*

100 g	Kalium in mg
Gemüse, roh	
Artischocke	353
Bleichsellerie	344
Blumenkohl	311
Broccoli	410
Endiviensalat	320
Erbsen, grün	316
Feldsalat	420
Fenchel	494
Gartenkresse	550
Grünkohl	436
Kartoffeln	500
Knollensellerie	310
Kohlrabi	372
Kürbis	383
Löwenzahnblätter	435
Mangold	376
Meerrettich	554
Möhren	341
Petersilienblätter	1000
Petersilienwurzel	880
Rettich	322
Rosenkohl	390
Rote Rüben	335
Sauerampfer	362
Schnittlauch	434
Spinat	470
Gemüsesäfte	
Petersiliensaft	400
Kartoffelsaft	350
Knoblauchsaft	800
Obstdicksäfte	
Apfelkraut	650
Birnenkraut	750
Pilze, frisch	
Champignons	418
Birkenpilz	346

100 g	Kalium in mg
Pfifferling	507
Steinpilz	486
Dörrobst	
Apfel	596
Aprikosen	1175
Banane	1477
Birne	573
Datteln	649
Feigen	745
Korinthen	710
Pfirsich	1145
Pflaumen	824
Rosinen, Sultaninen	860
Obst, frisch	
Avocado	503
Banane	382
Holunderbeeren	303
Johannisbeeren, schwarz	341
Kiwi	345
Netzmelone	320
Passionsfrucht (Maracuja)	824
Hülsenfrüchte	
Bohnen, weiß	1310
Erbsen, gelb	944
Kichererbsen	580
Linsen	810
Sojabohnen	1750
Nüsse und Samen	
Cashewnüsse	460
Erdnüsse, geröstet	740
Kokosnuß, geraspelt	750
Kürbissamen	900
Mandeln	690
Maronen (Kastanien)	410
Haselnüsse	630
Paranüsse	670

Tab. 8 (Fortsetzung)

100 g	Kalium in mg
Walnüsse	570
Sesamsamen	458
Sonnenblumenkerne	725
Mandelmus	700
Erdnußmus	670
Getreide, -Erzeugnisse	
Buchweizen	324
Buchweizenmehl	380
Gerste	444
Grünkern	447
Hafer, Vollkorn-Haferflocken	355
Schmelz-Haferflocken	400
Hirse	430
Roggen	510
Roggen-Flocken	450
Weizen	502
Weizenkeim-Flocken	1065
Sojamehl, halbfett	2025
Sojamehl, vollfett	1870
Fleisch, Geflügel, Wild	
Kalb, Muskelfleisch	388
Kaninchen	382

100 g	Kalium in mg
Lamm (Keule, Kotelett)	345
Rind (Muskelfleisch)	385
Rind (Filet, Lende)	350
Schwein (Muskelfleisch)	387
Schwein (Filet, Kotelett)	348
Schwein (Schnitzel)	373
Huhn	359
Truthahn (Brust)	333
Hase	400
Hirsch	330
Reh	309
Fisch, frisch	
Barsch	330
Forelle	465
Renke	318
Lachs	371
Kabeljau	350
Makrele	396
Seelachs	374
Seezunge	309

* Kaliumgehalt über 300 mg in 100 g Nahrungsmittel.

Quelle: Die große GU-Nährwert-Tabelle, Neuausgabe 1988/89, Gräfe und Unzer Verlag, München, (1987)

Tab. 9 Cholesteringehalt der Grundnahrungsmittel* (frisch)

100 g	Cholesterin in mg	100 g	Cholesterin in mg
Geflügel		**Wild**	
Ente	70	Hase	65
Gans	75	Hirsch, Reh	110
Huhn	81		
Hähnchenbrust	60	**Fisch**	
Hähnchenleber	555	Heilbutt	50
Truthahn (Pute)-Brust	60	Heringsfilet	60
Truthahnkeule	75	Kabeljaufilet	30
		Makrele	70
Rind		Rotbarsch	38
Filet	70	Scholle	55
Lende, Keule	120	Seelachs	33
Hirn	2000	Seezunge	60
Lunge, Niere, Leber	350	Tintenfisch	170
Zunge	108	Aal	142
		Forelle	55
Schwein		Lachs	35
Schulter, Haxe, Kotelett, Schnitzel	70	Austern	260
		Garnelen, Krabben	138
Filet	60	Hummer	182
Rückenspeck, frisch	100	Miesmuschel	150
Hirn	2000		
Leber, Lunge, Nieren	350	**Fette und Öle**	
Zunge	140	Butter	240
		Butterschmalz	340
Kalb		Gänse-, Schweineschmalz	100
Filet, Haxe, Schlegel	90	Pflanzenöle	–
Kotelett, Schnitzel	70	Pflanzenmargarine	–
Bries	250		
Hirn	2000	**Eier**	
Leber, Lunge, Nieren	370	1 Hühnerei, Gew. Kl. 4 (58 g)	314
Zunge	140	1 Hühnerei, Gew. Kl. 6 (48 g)	264
		Hühnereiklar	–
Lamm, Hammel		Mayonnaise	142
Filet, Brust, Schlegel, Kotelett	70	Eier-Teigwaren	94
Schnitzel	65		
		Milchprodukte	
		Trinkmilch, 3,5% Fett	11
		Trinkmilch, 1,5% Fett (fettarm)	5

Tab. 9 (Fortsetzung)

100 g	Cholesterin in mg	100 g	Cholesterin in mg
Trinkmilch, 0,3% Fett (entrahmt)	–	Schlagsahne, 30% Fett	109
Buttermilch	4	saure Sahne, 10% Fett	33
Dickmilch, 3,5% Fett	11	Creme fraiche, 40% Fett	131
Joghurt, 3,5% Fett	11	Kondensmilch, 7,5% Fett	25
Joghurt, 1,5% Fett (fettarm)	5	Speisequark, 40% Fett	37
Magermilchjoghurt	–	Speisequark, 20% Fett	17
		Magerquark	1

* Fleisch-, Wurst- und Fischwaren und Käse enthalten wie alle tierischen Lebensmittel reichlich Cholesterin. Da sie für Hochdruckkranke wegen ihrem gleichzeitig hohen Kochsalzgehalt eher nicht geeignet sind, wurden sie nicht aufgeführt. Pflanzliche Lebensmittel wie Getreide, Brot, Kartoffeln, Obst und Gemüse, Nüsse und Samen enthalten kein Cholesterin.

Quelle: Die große GU Nährwert-Tabelle, Neuausgabe 1988/89, Gräfe und Unzer Verlag, München (1987)

Tab. 10 Ballaststoffe in Lebensmitteln

Ballaststoff-Gehalt von Lebensmitteln pflanzlicher Herkunft
(Angaben in g/100 g Frischgewicht)

100 g	Ballaststoffe (in g)
Getreide	
Buchweizen[1]	3,8
Hafer[2]	5,7
Hirse[2]	3,7
Gerste[1]	9,5
Grünkern[2]	8,9
Mais	9,5
Reis (natur)[2]	3,5
Reis (poliert)	1,4
Roggen	13,4
Weizen	10,4
Mahlerzeugnisse	
Weizenmehl, Type 405	4,0
550	4,2
630	4,4
812	4,7
1050	5,2
1200	5,5
1600	6,3
Weizenbackschrot (1700)	11,6
Weizenvollkornschrot	11,6
Roggenmehl, Type 610	5,5
815	6,5
997	7,3
1150	8,0
Roggenmehl, Type 1370	9,0
1590	10,0
1740	10,6
Roggenbackschrot (1800)	10,9
Roggenvollkornschrot	10,9
Brot und Brötchen	
Toastbrot	3,1
Weizenbrötchen	3,5
Weizen(mehl)brot	3,7
Weizenmischbrot	4,1
Roggenmischbrot	4,7

100 g	Ballaststoffe (in g)
Roggen(mehl)brot	5,4
Roggenmischbrot mit Schrotanteilen	5,6
Mehrkornbrot	5,6
Roggenvollkornbrot	7,0
Ballaststoff-angereichertes Brot	8,3
Knäckebrot	14,6
Sonstige Getreideprodukte	
Weizenflocken	11,7
Roggenflocken	11,8
Haferflocken	5,3
Gerstenflocken	7,1
Maisflocken	7,7
Weizengries	5,5
Gerstengraupen	6,6
Nudeln (ungekocht)	3,4
Vollkornnudeln (ungekocht)	9,2
Müsli	4,0
Müsliriegel	2,8
Smacks	4,3
Cornflakes	4,1
Crunches	5,4
Zwieback	3,6
Butterkeks	3,2
Tortenboden	5,4
Ballaststoff-Konzentrate	
Gerstreen	65,0
Sojaspeisekleie	59,8
Weizenspeisekleie	40,0
Heimisches Obst	
Apfel (Granny Smith)	2,1
Apfel (Boskop)	1,9
Birne	2,8

Tab. 10 (Fortsetzung)

Ballaststoff-Gehalt von Lebensmitteln pflanzlicher Herkunft
(Angaben in g/100 g Frischgewicht)

100 g	Ballaststoffe (in g)	100 g	Ballaststoffe (in g)
Brombeeren	3,5	Endivie	1,9
Erdbeeren	1,5	Feldsalat	1,6
Heidelbeeren	2,6		
Himbeeren	3,8	**Kohlgemüse**	
Johannisbeeren	3,6	Blumenkohl	2,2
Pfirsiche	1,4	Broccoli	3,0
Pflaumen	1,4	Chinakohl	0,9
Sauerkirschen	1,1	Kohlrabi	1,6
Süßkirschen	1,0	Rosenkohl	2,5
Weintrauben (weiß)	1,2	Rotkohl	2,6
		Sauerkraut	2,2
Südfrüchte		Weißkohl	1,9
Ananas	1,7	Wirsingkohl	2,4
Avocado	2,2		
Banane	1,3	**Sonstiges Gemüse und Champignons**	
Grapefruit	0,6	Aubergine	1,7
Honigmelone	0,4	Gemüsefenchel	1,3
Kiwi	2,2	Gurke	0,4
Mango	1,0	Kartoffel	1,1
Orange	1,2	Knollensellerie	3,6
Papaya	1,1	Möhre	1,3
Passionsfrucht	1,0	Paprika (grün)	1,3
Wassermelone	0,4	Porree	1,5
Zitrone[3]	0,3	Radieschen	0,8
		Rettich	3,5
Trockenfrüchte		Rhabarber	0,8
Aprikosen	6,8	Rote Beete	1,8
Datteln	8,1	Spargel	1,2
Feigen	9,6	Tomate	0,9
Korinthen	5,0	Zucchini	0,8
Pflaumen	8,4	Zwiebel	1,4
Sultaninen	5,4	Champignons	1,5
Blattgemüse		**Hülsenfrüchte**	
Blattsalat	1,2	Bohnen (weiß)	19,2
Blattspinat	2,3	Bohnen (rot)	15,5
Chicorée	1,1	Erbsen (grün)	17,9
Eisbergsalat	0,9	Erbsen (gelb)	12,5

Tab. 10 (Fortsetzung)

Ballaststoff-Gehalt von Lebensmitteln pflanzlicher Herkunft
(Angaben in g/100 g Frischgewicht)

100 g	Ballaststoffe (in g)	100 g	Ballaststoffe (in g)
Kichererbsen	11,2	Pistazie	6,5
Kidneybohnen	21,3	Walnuß	4,7
Linsen	11,7		
		Ölsaaten	
Nüsse		Kürbiskerne	8,8
Cashewnuß	2,9	Leinsamen	44,3
Erdnuß	6,1	Mohn	20,8
Haselnuß	7,4	Pinienkerne	7,2
Kokosnuß	5,0	Sesam	12,0
Mandel	9,6	Sonnenblumenkerne	6,6
Paranuß	7,1		

[1] Buchweizen, ein Knöterichgewächs, wird laut Gesetz über den Verkehr mit Getreide und Futtermitteln dem Getreide zugeordnet; [2] geschält bzw. entspelzt; [3] als frisch gepreßter Saft

Diese Angaben beruhen auf Analysen an einem umfangreichen Probengut. In Abhängigkeit von Herkunft und Verarbeitungsweise unterliegt der Ballaststoff-Gehalt Schwankungen. Der tatsächliche Ballaststoff-Gehalt von Lebensmitteln kann daher im Einzelfall von den Angaben dieser Tabelle abweichen

Literatur

Becker, H. G.: Ballaststoffgehalt von Lebensmitteln pflanzlicher Herkunft. Vereinigung Getreide, Markt- und Ernährungsforschung e. V. (GMF), Bonn (Manuskript Juni 1987).

Patienten-Informationen der Deutschen Liga zur Bekämpfung des hohen Blutdrucks

Hoher Blutdruck – Antwort auf 10 Fragen (Neuaufl. 04/87)

Was sie über den Bluthochdruck wissen sollten (41 Seiten)

Empfehlungen für die Ernährung bei hohem Blutdruck (1. Aufl. 11/87)

Kochsalz und Bluthochdruck

Selbstmessung des Blutdrucks

Blutdruck-Paß

Einführung in die Selbstmessung (Broschüre, 32 Seiten)

10 Grundregeln für Hochdruckpatienten (Poster DIN A 2)

Hochdruck – ein Lebensschicksal (Broschüre, 32 Seiten)

Blutdruck aktuell (Patienten-Zeitschrift)

Diese Informationen sind zum Selbstkostenpreis zu beziehen bei der Deutschen Liga zur Bekämpfung des hohen Blutdrucks gem. e. V., Postfach 10 20 40, 6900 Heidelberg

Sachwortverzeichnis